W0244895

Wenn Sie es schaffen, an nur 5 verschiedenen Stellen in Ihrem Leben, durch ein paar kleine Veränderungen, jeweils 20% mehr Vitalität zu erlangen, verdoppelt sich Ihre Gesamtvitalität!

Denken Sie einmal darüber nach ...

Sebastian Krüger

Inhaltsverzeichnis

Sebastian Krüger

ELEKTROSMOG SOFORTHILFE

25 PRAXIS-TIPPS
wie Sie Elektrosmog- und Funk-Belastungen
selbst minimieren und Ihre Gesundheit fördern.

inkl. Umsetzungs-Workshop

3. Auflage

Copyright Sebastian Krüger

Sämtliche Inhalte dieses Buches sind urheberrechtlich geschützt und dürfen ohne eine ausdrückliche schriftliche Genehmigung von Sebastian Krüger in keiner Art und Weise (elektronisch, in Bild-, Ton- oder Sprachform) weiterverwendet, kopiert oder in jeglicher Form gespeichert werden.

Urheber und Autor:

Sebastian Krüger
Allenbergstraße 30
59955 Winterberg

Für Fragen und Anregungen:

E-Mail: mail@strahlenfrei-wohnen.de
Web: www.strahlenfrei-wohnen.de

Guruwari Verlag 2021

ISBN 978-3-00-062036-2

Vorwort

Liebe Leserin, lieber Leser,

es freut mich sehr, dass Sie sich die Zeit nehmen, dieses Buch zu lesen. Zeit ist heutzutage, neben der Gesundheit, das wohl kostbarste Gut. Ich weiß das daher sehr zu schätzen!

Statistisch gesehen werden über 80% aller verkauften Bücher gar nicht, oder nur zu einem kleinen Teil gelesen. Bitte tun Sie sich selbst und Ihrer Familie einen großen Gefallen, und lesen Sie diesen kleinen Ratgeber jedoch aufmerksam bis zum Ende durch. Es wird sich in jedem Fall für Sie lohnen.

Wenn Sie die Anleitungen, die ich Ihnen auf den folgenden Seiten gebe, sorgfältig umsetzen, werden Sie die von Ihnen für das Lesen dieses Buches eingesetzte Zeit um ein vielfaches zurückbekommen. Und zwar in Form von verbesserter Gesundheit, mehr Energie, gesteigerter Lebensfreude, gesünderen Kindern und entspannterem Schlaf. Versprochen! Und NEIN, Sie müssen auf keine Annehmlichkeiten des heutigen Lebens verzichten :)

Falls Sie vorab jetzt direkt zum Workshop mit den 25 Praxis-Tipps springen möchten, finden Sie diesen auf Seite 37.

Unsere schöne neue Welt

Wir leben in Zeiten, in denen quasi alles möglich ist. Wir klappen einen kleinen Kasten auf, und schon erscheinen Bilder und Videos wie durch Zauberei auf einem Monitor. Wir tippen ein paar Zahlen oder klicken auf einen Link und können mit Menschen auf der anderen Seite der Erde sprechen - und uns dabei sogar ansehen.

Wenn wir in unsere Autos einsteigen, brauchen wir unsere modernen Mini-Computer nicht einmal aus der Hosentasche zu nehmen, sondern können, ebenfalls wie durch Zauberei, im Auto telefonieren und sogar darüber Musik hören, die sich teilweise am anderen Ende der Welt auf irgendeinem Server befindet.

Uns steht quasi an jedem Ort der westlichen Welt ein guter Handy-Empfang, WLAN und Strom zur Verfügung, um unser alltägliches Leben überhaupt in der heutigen Form so leben zu können.

Massive Datenmengen werden in jeder Sekunde in unsichtbaren Datenpaketen drahtlos übertragen - und in nicht allzu ferner Zukunft werden unsere Autos wohl komplett ferngelenkt fahren.

Doch zu welchem Preis?

Um Strom überall nutzen zu können, wurden umfangreiche Vorrichtungen geschaffen, ohne sich jedoch der möglichen Auswirkungen auf unsere Gesundheit bewusst zu sein. Sei es außerhalb unserer Wohnungen in Form von Kraftwerken, Hochspannungs-Leitungen, leistungsstarker Versorgungskabel in direkter Hausnähe, oder innerhalb unserer Häuser und Wohnungen in Form von ungeschirmten Hausinstallationen und elektrischen Verbrauchern.

Im Hochfrequenzbereich strahlen leistungsstarke Sender für Mobilfunk, Rundfunk, Fernsehen, Radar, Richtfunk, usw., flächendeckend elektromagnetische Wellen aus.

Innerhalb unserer Wohnbereiche benutzen wir WLAN mit Verstärker-Antennen, Bluetooth und Handys sowie schnurlose Telefone, die nach dem DECT-Standard rund um die Uhr auch in umliegende Wohnungen und Gebäude, gepulste Mikrowellen ausstrahlen. Oftmals selbst dann, wenn gerade nicht telefoniert wird.

Die Problematik und Gefahr dieser Entwicklung besteht nun darin, dass auch unser körpereigenes Informationssystem mit natürlichen elektromagnetischen Signalen arbeitet, allerdings auf einem viel schwächeren Spannungsniveau.

So werden unsere Hirnströme per EEG gemessen, unsere Muskeln mit Reizstrom behandelt, und unsere Nerven kommunizieren ebenfalls größtenteils elektrisch.

Unsere Nervenzellen z.B. setzen aufgrund ankommender elektrische Signale, bestimmte Neurotransmitter frei, welche dann an die nächste Nervenzelle übertragen werden. Zu diesen Neurotransmittern zählen z.B. das Dopamin und das Serotonin, welche maßgeblich für unseren Gemütszustand verantwortlich sind.

Man muss also kein Fachmann sein, um zu verstehen, dass unser Organismus durch elektromagnetische Strahlung beeinflusst werden kann, bzw. ganz sicher auch wird. Dass sich technische Felder gegenseitig beeinflussen, gehört zum Grundwissen eines jeden Physikers oder Elektrotechnikers.

Die Überflutung durch technische elektromagnetische Felder und Strahlung verursacht bei Menschen und Tieren vielfältige biologische Störungen durch Einkopplung technischer elektromagnetischer Signale in das natürliche Informationssystem unserer Zellen, Körpersysteme und Organe.

Wir werden nicht selten rund um die Uhr mit verschiedenen technischen Feldern konfrontiert, mit denen unser Körper dann in eine Wechselwirkung geht. Und dabei ist besonders zu bedenken, dass wir evolutionär ganz sicher nicht auf diese Art der Strahleninvasion ausgelegt sind, die uns seit einigen Jahren tagtäglich in den verschiedensten Formen begegnet.

Und das Ganze ist erst der Anfang!

Spätestens, wenn intelligente Strom-, Wasser- & Heizungszähler, sogenannte Smart Meter, flächendeckend Einzug in unsere Häuser erhalten, und sich der neue Mobilfunkstandard 5G durchsetzt, wird die Belastung durch Hochfrequenz-Felder (Mikrowellen) Ausmaße annehmen, die für viele Menschen mit hoher Wahrscheinlichkeit heftige gesundheitliche Auswirkungen haben wird.

Dazu kommt noch alles, was unter dem Oberbegriff „Smart Home" zusammengefasst werden kann. Aktuell ist es bereits so, dass es in modernen Häusern möglich ist, vieles mit dem Smart-Phone zu steuern. Seien es die Rollos an den Fenstern, die Heizung, das Sicherheits-System oder die Beleuchtung. Mit dem Einzug von 5G wird aber auch der Kühlschrank irgendwann in der Lage sein, selbstständig neue Milch zu bestellen, wenn diese leer ist.

Ohne schwarzmalen zu wollen, wird Elektrosensitivität, genau wie MCS (Multiple Chemikalien-Unverträglichkeit), CFS (Chronisches Müdigkeitssyndrom) oder Fibromyalgie (Weichteilrheumatismus), zu den "neuzeitlichen" Volkskrankheiten gezählt werden müssen.

Und es ist wohl nur noch eine Frage der Zeit, bis auch die Entstehung von Krebs, die Veränderung des Erbguts, sowie viele der heutigen Krankheitsbilder, für deren Entstehung es keine wirkliche Erklärung gibt, auch von "offizieller" Seite mit Belastungen durch Elektrosmog und Hochfrequenz-Sendern in Verbindung gebracht werden. Teilweise geschieht das bereits schon heute. So bringen über 90% aller Studien über Elektrosmog diesen in direkte Verbindung mit der Entstehung von Krebs.

Ich selbst bin ein großer Fan von Technologie und möchte garantiert nicht zurück in die Steinzeit. Wie die meisten Menschen genieße auch ich die Vorzüge schneller Datenkommunikation und der sich dadurch ergebenden Möglichkeiten auf allen Ebenen.

Umso wichtiger ist es deshalb für uns alle, ein Bewusstsein für die kleinen, aber zahlreichen "Störfaktoren" zu schaffen, mit denen wir in unserem täglichen Leben in ständigem Kontakt sind, die sich in unserem direkten Einflussbereich befinden, und sich durch einen bewussten Umgang oft mit einfachen Mitteln beheben oder verbessern lassen, so dass wir die technologischen Möglichkeiten nutzen, aber unserem Körper dabei den nötigen Freiraum zur Regeneration geben können, und ihn nicht dauerhaft reizüberfluten.

Es gibt Bereiche, die wir durch Abschalten und Ausweichen kontrollieren, und Bereiche, die wir nicht kontrollieren, uns aber wirksam davor schützen können. Dafür ist es jedoch unerlässlich zu wissen, wer der Feind ist - um es mit den Worten des Chinesischen Generals Sunzi zu beschreiben.

Und genau darum soll es in diesem Ratgeber gehen!

Bitte lesen Sie sich die folgenden Hinweise aufmerksam durch. Oft sind es die vielen kleinen Dinge, die in der Gesamtsumme ein großes Problem erzeugen.

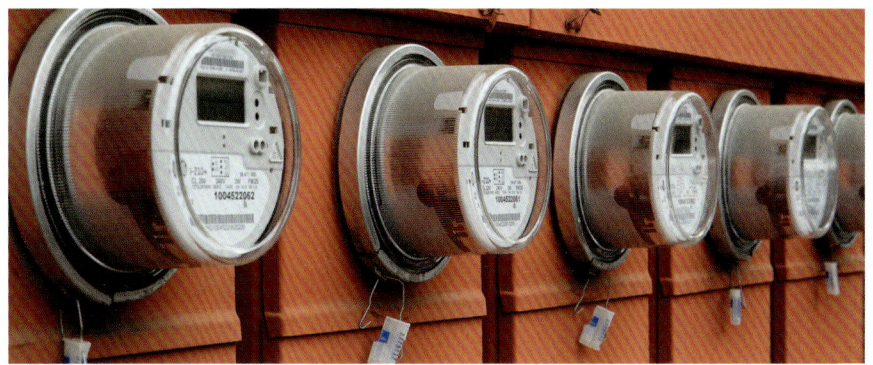

Smart Meter als Dauerfunker in einem MFH

Zu meiner Person

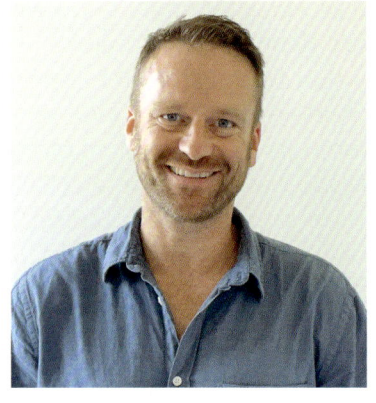

Mein Name ist Sebastian Krüger, ich bin aktuell 46 Jahre jung und lebe zusammen mit meiner Frau und unseren beiden zauberhaften kleinen Töchtern mitten im Herzen des schönen Hochsauerlands.

Als Baubiologe, Heilpraktiker (HPP), Bioresonanz-Therapeut (PSA) und Gesundheitsberater bin ich seit einigen Jahren im gesamten deutschsprachigen Raum unterwegs und untersuche Häuser und Wohnungen auf Umweltbelastungen und technische Störfelder. Dabei berate ich Menschen zu ganzheitlichmedizinischen Alternativen und Lösungen und verbessere allem voran ihren Schlaf.

Viele meiner Kunden und Patienten sind krank. Nicht wenige haben Krebs, und recht viele leiden an irgendeiner chronischen Autoimmun-Erkrankung, allergischen Reaktionen oder an Unverträglichkeiten. Und so ziemlich alle an Schlafstörungen.

Für mich kann es also kein Zufall sein, dass bisher in jedem einzelnen der Fälle eine starke Belastung des Schlafbereichs festzustellen war, und so gehört die Schaffung eines Refugiums, eines wirklichen Freiraums, in dem sich der Körper erholen und regenerieren kann, für mich **vor** jede Art von Therapie!

Ein gesunder Schlaf- und Ruheplatz sollte nicht nur die Basis einer jeden Therapie sein, vielmehr würden viele Therapien dadurch wahrscheinlich erst gar nicht benötigt.

Schon der große Gelehrte, Arzt und Heilkundler Paracelsus hat Ende des 16ten Jahrhunderts den folgenden Satz geprägt:

„Der sicherste Weg die Gesundheit zu ruinieren ist ein krankes Bett" Paracelsus

Paracelsus hat damals mit dem Satz auf das auch in der heutigen Zeit immer noch wichtige und präsente Thema der Erdstrahlung hingewiesen, doch in heutiger Zeit haben wir es, durch die zunehmende Zwangsbestrahlung mit technischen Feldern, mit einer zunehmenden Reihe weiterer Belastungen zu tun, die dem Körper nicht weniger zusetzen und ihn ebenfalls empfindlich stören.

Warum dieses Buch?

In weit mehr als 1200 von mir vor Ort durchgeführten Schlafplatz-Analysen während der letzten Jahre, habe ich immer wieder erlebt, dass allein durch das Abschalten, Minimieren und Ausgleichen von technischen Feldern in den eigenen vier Wänden, schon kleine Wunder bewirkt werden können.

Beispielsweise hat das Deaktivieren eines DECT-Schnurlos-Telefons in Kopfnähe und Ausgleichen der Restbelastung in einem meiner Fälle dazu geführt, dass sich nach langer Kinderlosigkeit plötzlich der langersehnte Klapperstorch eingefunden hat. Durch das Dauerstrahlen des Telefons im angrenzenden Zimmer, wurde die Melatonin-Produktion der Zirbeldrüse der Betroffenen gestört, wodurch das gesamte endokrine, also hormonelle System durcheinander geraten war.

In einem anderen Fall hat sich ein angeblicher genetischer Immun-defekt eines kleinen Kindes wie durch Zauberhand in Luft aufge-löst. Nur durch die Wegnahme und das Ausgleichen einer techni-schen Störquelle und einer geologischen Störzone.

Es gibt viele solcher Beispiele, bei denen eine Funktions-Störung oder Krankheits-Symptome verschwunden sind, oder sich stark gebessert haben, nur dadurch, dass technische Felder beseitigt, minimiert oder ausgeglichen wurden.

In meinem Blog **www.strahlenfrei-wohnen.de** finden Sie zahlrei-che Fallstudien und Erfahrungsberichte zu dem Thema, die jedoch aus Platzgründen hier nicht detailliert geschildert werden sollen.

Damit Sie jedoch selbst verstehen und erkennen können, an wel-chen Stellen Sie mit einfachen Mitteln und Wegen für mehr Wohl-befinden in Ihrem Leben, und dem Ihrer Liebsten, sorgen können, habe ich die wichtigsten **25 Tipps** zum Beseitigen gesundheits-belastender technischer Felder in den eigenen vier Wänden, de-tailliert für Sie aufgeschrieben, so dass Sie diese nur noch in Form einer Checkliste überprüfen brauchen, und wissen, was zu tun ist, und was es zu verbessern gilt.

Sie erhalten in diesem „Do it yourself"-Ratgeber komprimiertes Ex-pertenwissen aus verschiedenen Ausbildungen, gepaart mit inten-sivem Selbst-Studium zahlloser Bücher, Berichte und Fach-Arbei-ten, sowie eigener Praxis-Erfahrung aus über 1200 Analysen.

Auf den folgenden 25 Seiten bekommen Sie einen groben Über-blick und eine Zusammenfassung der einzelnen Störfaktoren, die uns tagtäglich in allerlei Formen begegnen, und im Anschluss da-ran die 25 Tipps als Sofortmaßnahmen zum Minimieren von tech-nischen Störfeldern in Form eines detaillierten Workshops zum direkten Umsetzen.

Hinweis:

Die Experten und Technik-Freaks unter Ihnen werden evtl. spezifische technische Details vermissen. Das ist jedoch gewollt.

Dieser Ratgeber soll ein für den Laien leicht verständliches „Do it yourself" Handbuch darstellen und nicht mit überfordernden technischen Details abschrecken. Zu jedem der genannten Punkte gibt es im Handel, sowie im Internet, detaillierte und ausführliche weiterführende Informationen, Fallberichte und klinische Studien.

Und noch ein wichtiger Hinweis:

Zu diesem Ratgeber gibt es ein zugehöriges Video-Tutorial mit über 70 Videos, in denen ich Ihnen zeige, wie Sie technische Felder als Laie selbst erkennen, bewerten und minimieren können.

Zusätzlich finden Sie darin zahlreiche Videos aus meinem Praxis-Alltag, aufgenommen in den Häusern bei meinen Kunden, so dass Sie sehen, wie sich Störfelder im Alltag zeigen, und wie man sie mit meist einfachen Mitteln beseitigt, bzw. worauf Sie achten sollten, damit sie erst gar nicht entstehen.

Den Zugang zum Video-Tutorial finden Sie unter folgendem Link:

http://elektrosmog-soforthilfe.de/video-kurs

Geben Sie dann bei der Bestellung folgenden Code ein: **buch25** und Sie erhalten das Video-Tutorial zu einem reduzierten Preis.

Warum uns Elektrosmog und impulsmodulierte Hochfrequenzfelder schaden

Dazu möchte ich mit einem kleinen Gleichnis beginnen:

Wenn Sie mit Ihrem Auto ohne Stoßdämpfer durch einen Wald fahren, werden Sie jeden einzelnen Schlag massiv spüren, und weder Ihr Auto, noch Ihre Bandscheiben, werden das lange durchhalten. Haben Sie jedoch gute Stoßdämpfer in Ihrem Auto, können Sie das schon. Es holpert dann zwar ein bisschen, und wahrscheinlich müssen Sie den Wagen danach auch etwas mehr pflegen, aber schnell ist alles wieder gut.

Und genau so verhält es sich mit unserem Körper. Durch den kontinuierlichen Alltagsstress, die immer stärker werdende Informationsflut, sowie die mittlerweile flächendeckende Zwangsbestrahlung mit Hochfrequenz-Feldern, auf die wir als Menschen evolutionär weder vorbereitet, noch ausgelegt sind, fahren viele von uns dauerhaft ohne Stoßdämpfer im Wald herum.

Unser Körper gerät dadurch in vegetativen Stress!

Und wenn dann noch eine weitere Belastung, z.B. in Form einer geopathischen Störung, eine Wasserader unter dem Bett, Stress auf der Arbeit, Ärger mit dem Partner, mit Freunden, oder etwas anderes dieser Art in unser Leben tritt, ist der Körper schnell überfordert und reagiert mit verschiedensten Symptomen. Je nach Veranlagung oder Umständen. In der Regel reißt das schwächste Glied einer Kette zuerst.

Wir sollten also dafür sorgen, wieder gute Stoßdämpfer zu bekommen, um bei diesem Gleichnis zu bleiben. Und genau darum soll es in diesem Ratgeber gehen.

Alles Stress!

Die Ursache für viele unserer heutigen Zivilisations-Krankheiten ist, einfach ausgedrückt, in einem Großteil der Fälle, andauernder vegetativer Stress, und die daraus resultierenden Folgen. Und zwar in mannigfaltiger Form. Die Folgen sind oft Burn-Out, Krankheit und Schwächung des Immunsystems.

Was ist so schädlich an Stress?

Das Thema Stress ist eigentlich viel zu groß, um es auf ein paar Seiten zu packen. Deshalb beschränke ich mich in folgendem Text auf das Wesentliche was es zu verstehen gilt.

Stress stört die normale Funktionsweise des Gehirns und hemmt unter anderem die Produktion des „Glückshormons" Serotonin. Ein Mangel an Serotonin beeinflusst nicht nur unser inneres Glücksgefühl, sondern geht auch einher mit Migräne, Schlafstörungen, Ängstlichkeit, Wutausbrüchen, Alzheimer, Essstörungen, Sucht und vielen anderen Krankheiten. Durch Antidepressiva kann man zwar versuchen, Serotonin künstlich zu beeinflussen, das behandelt aber nur die Symptome und nicht das eigentliche Problem.

Durch Stress - ganz gleich welcher Art - schaltet das vegetative Nervensystem in den Sympathikus. Es ist quasi der Fluchtmodus, in dem Stoffwechsel-Vorgänge im Körper verändert werden, da ein Mensch auf einer Flucht andere Bedürfnisse hat und kurzzeitig größere Leistung vollbringen muss. Dazu produzieren die Nebennieren die Hormone Adrenalin und vor allem Cortisol. Letzteres ist ein Stresshormon, welches unter anderem als Cortison in der Schulmedizin Verwendung findet.

Die dauerhafte Ausschüttung von Stresshormonen, die in großen Mengen hoch toxisch sind, verändern mit der Zeit die Zusammenstellung des Blutes, schädigen das Immunsystem, sowie das endokrine (hormonelle) und das Nervensystem.

Durch andauernden Stress beginnt der Körper allmählich zu übersäuern und der PH-Wert des Blutes gerät aus dem Gleichgewicht. Durch eine Übersäuerung des Körpers kann das Blut nicht mehr genug Sauerstoff transportieren und es müssen Basen aus den Knochen und anderen Bereichen abgezogen werden. Für Pilze, Bakterien, Viren, und Krebs entsteht dadurch ein optimales Milieu, in dem sich auch Autoimmun-Erkrankungen gut entwickeln.

Otto Warburg hat bereits 1931 den Medizin-Nobelpreis für die Erkenntnis erhalten, dass Krebs in einem basischen Milieu nicht existieren kann, da Krebszellen wie Pilze anaerob sind, und Zucker und Kohlenhydrate verbrennen, anstatt Sauerstoff zu atmen.

Das vegetative Nervensystem

Für unseren Körper ist es wichtig, dass ein ausgeglichenes Verhältnis zwischen Sympathikus und Parasympathikus - oder Vagotonus - geschaffen wird. Dies sollte in jedem Fall in der Nacht, während des Schlafes, gegeben sein.

Der Sympathikus wird auch Fluchtmodus genannt, was jedoch nicht ganz die Wahrheit ist, aber im Grunde trifft diese Beschreibung ganz gut zu und macht seine Funktion leicht verständlich.

Befindet sich unser Körper im Sympathikus, verändert sich unser Stoffwechsel. Wir sind agitiert, leistungsfähiger, der Herzschlag wird beschleunigt, der Stoffwechsel verändert sich, der Blutdruck erhöht sich, und alles in uns ist darauf ausgelegt, einer Bedrohung zu entfliehen, einen Gegner anzugreifen, oder Stress zu bewältigen. Zu diesem Zweck produzieren unsere Nebennieren, wie zuvor bereits erwähnt, die Stresshormone Cortisol und Adrenalin.

Ist unser Schlafplatz gestört, sei es durch technische Felder (Elektrosmog) oder geologische Störzonen, wie Wasseradern, Verwerfungen, oder Kreuzungspunkte der Globalgittersysteme, führt dies zu vegetativem Stress. Unser Körper verliert dadurch jede Nacht wichtige Lebensenergie und das vegetative Nervensystem bleibt überwiegend sympathikoton. Es kommt dadurch nicht zu der nötigen Erholung, sondern zu einem Dauerstress.

Dies führt zu Auszehrung, Erschöpfung, Nährstoffmangel und durch die daraus resultierende Übersäuerung des Körpers wird ein optimaler Nährboden geboten für Pilze, Bakterien, Viren, Krebs, sowie Autoimmun-Erkrankungen und psychische Störungen wie Burn-Out oder Depressionen.

Vegetativer Stress wird unter anderem erzeugt durch wurzelbehandelte Zähne, Belastungen durch Elektrosmog und Hochfrequenz-Sendern für Mobilfunk, WLAN, Bluetooth oder Schnurlos-Telefonen, aber auch durch den dauerhaften Aufenthalt auf geologischen Störzonen wie Wasseradern oder Verwerfungen.

Die Störungen, die solche Belastungen hervorrufen, lassen sich mit einem Bioresonanz-Gerät in Form von unausgeglichenen Frequenzwerten detailliert aufzeigen, und im Rahmen einer Therapie auch wieder ausgleichen. Durch eine sogenannte Biofeldformung lassen sich diese körpereigenen Frequenzen sogar direkt im Haus oder in der Wohnung ausgleichen, so dass der Körper nicht nur geschützt, sondern sogar in den bisherigen Belastungen bis zum Ausgleich therapiert werden kann. Viele Heilpraktiker und Baubiologen empfehlen dieses Vorgehen zur Ergänzung, oder als

Grundlage einer Therapie. Dennoch sollte zuerst immer versucht werden, möglichst viele Störquellen zu minimieren, und nur die Restbelastung im Anschluss auszugleichen.

Gestörte Melatonin-Produktion

Ebenso findet die, für unsere Regeneration, unser Wachstum und unsere Fortpflanzung, so wichtige Melatonin-Produktion, nachts statt. Diesem, durch die Zirbeldrüse produzierten Hormon, wird u.a. eine krebshemmende und zellregenerative Wirkung zugesprochen. Melatonin ist, wie bereits erwähnt für die Fortpflanzung zuständig, da es quasi als „Chefhormon" den gesamten Hormonhaushalt steuert.

Um Melatonin zu produzieren, benötigt die Zirbeldrüse Dunkelheit. Elektrosmog und hochfrequente Strahlung werden vom Körper jedoch wie Tageslicht interpretiert. Dadurch wird die Melatonin-Produktion der Zirbeldrüse empfindlich gestört. Nicht selten ist eine gestörte Melatonin-Produktion auch die Ursache für andere hormonelle Probleme, wie ich selbst in meinen Analysen schon feststellen durfte.

Ausgeschüttetes Melatonin macht schläfrig und fördert die erholsamen und für den Körper und die Regeneration so wichtigen Tiefschlafphasen. Aus diesem Grund verschreiben Ärzte bei dauerhafter Schlaflosigkeit, neben Schlaftabletten meistens auch Melatonin-Präparate.

Das wäre aus meiner Sicht jedoch im Großteil der Fälle gar nicht notwendig, wenn dafür gesorgt wird, dass der Körper wieder eigenes Melatonin produziert. Das wiederum erreicht man, indem man einen Freiraum schafft, ohne Belastungen durch technische Felder oder geopathische Störzonen, die bei diesem Thema auch eine wichtige und wesentliche Rolle spielen können.

Viele Fälle von Kinderlosigkeit haben aus meiner Erfahrung ebenfalls mit einem gestörten Melatoninhaushalt zu tun, und ich selbst hatte schon einige Fälle, bei denen sich nach einer Haus-Harmonisierung plötzlich der langersehnte Kinderwunsch erfüllt hat, obwohl es vorher so aussah, als sollte es nicht sein.

Viele weitere Gründe

Es gibt noch viele weitere Gründe, weshalb technische Felder in unserem Schlafbereich unsere Gesundheit beeinträchtigen, und es wäre unmöglich, sie alle in diesem kleinen Ratgeber zu beschreiben. Das soll auch nicht der Sinn dieses Buches sein. Vielmehr fordere ich jeden Interessierten auf, sich selbst auf die Suche zu begeben. Heutzutage findet sich so gut wie jede Information im Internet oder in entsprechenden Fachbüchern. Lassen Sie sich aber nicht von überzeugten Realitätsverweigerern einreden, das wäre alles nicht so schlimm oder gar Einbildung.

Denn das ist es sicher nicht!

Aus irgendeinem bestimmten Grund lesen Sie gerade diese Zeilen. Sei es weil Sie oder Ihre Kinder schlecht schlafen, ständig Kopfschmerzen, Verspannungen oder Schwindel-Attacken haben, oder im schlimmsten Fall bereits eine ernsthafte Krankheit, die Sie therapeutisch nicht in den Griff bekommen. In jedem Fall kann ich Ihnen jetzt schon versichern, dass Sie die richtige Entscheidung getroffen haben, sich dieses Buch zu bestellen oder als E-Book herunterzuladen. Denn durch die Beseitigung alltäglicher Belastungen, wie Sie es in einer Schritt für Schritt Anleitung im Verlauf dieses Buches erfahren werden, greifen Sie das Problem an einer der Wurzeln und behandeln nicht bloß auftretende Symptome.

Meine persönliche Leidensgeschichte

Wie sehr geopathische Störungen und Elektrosmog den Körper belasten können, musste ich vor einigen Jahren schmerzhaft am eigenen Leib erfahren. Seitdem sehe ich einige Dinge noch einmal mit anderen Augen, und erlebe ähnliche Krankheits- und Heilungsverläufe häufig auch bei meinen Kunden.

Ich war mein Leben lang ein körperlich fitter und aktiver Typ. Selten krank, und immer dabei etwas zu bauen, zu entwickeln oder zu lernen. Im Winter war ich Skifahren oder Snowboarden, im Sommer viel am Meer zum Kite-Surfen oder mit meinem Mountainbike im Wald unterwegs.

Kurz nachdem unsere zweite Tochter geboren wurde, änderte sich das jedoch auf einmal. Ich bekam plötzlich multiple Gelenkschmerzen, steife Finger, Taubheitsgefühle, Herzstolpern, und eine völlige Energielosigkeit und schnelle Erschöpftheit. Sobald ich etwas Sport trieb, übersäuerte meine Muskulatur und ich bekam Zerrungen, Gelenk- und Sehnenentzündungen.

Ich ging zum Arzt und bekam die Diagnose "Borreliose", und eine daraus resultierende Lyme-Arthritis. Das war erstmal ein Schock! Mir wurde ein Langzeit-Antibiotikum verschrieben und die gängige Therapiemethode einer Arthritis ist quasi eine Chemotherapie, nett beschrieben als Basis-Therapeutika.

Das Problem dabei ist, Antibiotika tötet sämtliche Mikroorganismen im Körper. Auch die guten und nützlichen, und sorgt damit für eine durchlässige Darmwand, das sogenannte "Leaky Gut Syndrom", wodurch Giftstoffe in den Körper gelangen können und zu Vergiftungen führen, die Leber und Nieren belasten und für vegetativen Stress sorgen. Ein Teufelskreis! Und bei einer Chemotherapie wird pauschal alles zerstört und der Körper dabei komplett vergiftet, übersäuert, und nachhaltig geschädigt. Dieses Leid müssen leider tagtäglich unzählige Krebs-Patienten am eigenen Leib erfahren.

Für mich kam das auf keinen Fall in Frage!

Zu der Zeit baute ich gerade unser Haus um, in das wir zeitnah einziehen wollten, bzw. mussten, denn aus meiner derzeitigen Mietwohnung mussten wir wegen Eigenbedarfs kurzfristig ausziehen. Ich arbeitete also täglich in dem Haus, erledigte abends meine andere Arbeit, fuhr zwischendurch zu Kunden, und musste mich nebenbei auch noch um meine kleine Familie mit zwei Kleinkindern kümmern.

Teilweise schleppte ich mich so durch die Tage, und die Schmerzen wurden immer schlimmer. Nach außen versuchte ich mir das nicht anmerken zu lassen, doch das wurde immer schwieriger.

Ich hatte mittlerweile eine große Zyste in der Kniekehle und meine Fingergelenke waren stark geschwollen und nachts so steif, dass ich teilweise nicht einmal mehr meine Bettdecke anfassen und hochziehen konnte. Morgens musste ich meine Finger erst einige Minuten unter warmem Wasser flexibel machen, so dass ich tagsüber am Haus unter teilweise starken Schmerzen weiterarbeiten konnte. Es war die Hölle!

Nachdem ich verschiedene Dinge ausprobiert hatte, die teilweise auch anfänglich halfen, kamen die Symptome jedoch immer wieder. Ich hatte allmählich Angst bald im Rollstuhl zu landen und war ziemlich verzweifelt. Da waren schließlich meine beiden Kinder, das neue Haus und unsere ganze Zukunft ...

Als ich dann eines Tages im Bett lag und etwas zur Ruhe kam, und in mich hinein spürte, merkte ich, dass dort etwas nicht stimmte. Ich empfand ein inneres „Beben". Eine Unruhe und Überreiztheit. Mein Schlaf stellte für mich keine Erholung mehr dar und ich überlegte, was genau alles anders war, als noch vor einigen Monaten, als es mir noch gut ging.

Und folgende Dinge hatten sich geändert:

Als meine jüngste Tochter zur Welt kam, war ihr das Leben außerhalb des Bauches mit all seinen lauten Geräuschen zu leise, und so fing sie immer an zu schreien, wenn wir sie zum Schlafen legten.

Ich hatte schon bei unserer ersten Tochter das Buch „Das glücklichste Baby der Welt" von dem amerikanischen Kinderarzt Dr. Harvey Karp gelesen, und wusste, dass man die Geräusche im Mutterleib mit „Schschsch"-Lauten simulieren, und Babys damit beruhigen konnte. Also überlegte ich mir, wie ich ein solches Rauschen erzeugen konnte, ohne den Staubsauger die ganze Nacht laufen zu lassen.

Die Lösung war ein altes CD-Radio, in dem ich einen Störsender einstellte, so dass es konstant rauschte. Das funktionierte super. Die Kleine schlief schnell und ruhig ein, und ich konnte den Rauschpegel vom Bett aus steuern.

Damit das neue Kinderbettchen jedoch ins Schlafzimmer passte, verschob ich unser derzeitiges Bett um etwa einen Meter, so dass ich jetzt einen anderen Schlafplatz als die ganzen Jahre zuvor hatte, und das Radio direkt neben mir stand.

Worüber ich aus heutiger Sicht mir unerfindlichen Gründen jedoch nicht nachgedacht hatte war, dass ich meinen Bettplatz Jahre zuvor genau ausgemessen und auf einem guten Platz errichtet hatte. Nun schlief ich jedoch auf einer anderen Stelle, und noch dazu hatte ich das starke magnetische Wechselfeld des Radios in direkter Körpernähe - und zwar die ganze Nacht - weil ich es meist nur leise drehte, und nicht abschaltete. Der Schuster hat die schlechtesten Schuhe, heißt es im Volksmund ... ;)

Als ich meinen neuen Schlafplatz dann richtig untersuchte, stellte sich heraus, dass ich jede Nacht genau auf einem geopathischen Kreuzungspunkt geschlafen habe, wodurch mir meine gesamte Energie nachts entzogen wurde.

Zusätzlich hatte ich eine starke magnetische Wechselfeld-Belastung durch die Spule in dem Radio und hohe elektrische Wechselfelder, die an mein Bett angekoppelt sind (die Spule in einem Radio kann in direkter Nähe zum Körper eine ähnliche Wirkung haben, wie direkt unter einer Hochspannungsleitung zu schlafen. Es entstehen dort teilweise sehr hohe Felder).

Neben dem Energieverlust erzeugen sowohl geopathische Störzonen, als auch Elektrosmog-Belastungen, wie bereits zuvor erwähnt, vegetativen Stress, und stören die Melatonin-Produktion der Zirbeldrüse und damit den gesamten Körper.

Sprich, das vegetative Nervensystem läuft permanent im Sympathikus, und ist gefühlt auf der Flucht. Viele Stoffwechselvorgänge verändern sich dadurch, und dem Körper fehlt die wichtige Regenerations-Phase, die von Parasympathikus gesteuert wird. Der

Körper übersäuert dadurch, und bietet somit, wie bereits erwähnt, ein optimales Milieu für Pilze, Viren und Bakterien - und damit in meinem Fall auch für die Borellien!

Zusätzlich zu meinen Schlafplatz-Problemen hatte ich noch den Stress mit dem Haus, und viele "saure" Gedanken, denn mir ging es gar nicht gut, ich musste da aber irgendwie durch. Ich hatte ja schließlich eine Familie zu ernähren, und das Haus und den Umzug fertigzustellen. Auch Gedanken wirken stark auf den Säure/Basen-Haushalt. Nicht umsonst sagt man „Ich bin sauer", wenn man sich über etwas oder jemanden ärgert.

Nachdem ich mir über die Zusammenhänge bewusst geworden war, stellte sich die Frage, ob diese Faktoren meinen Körper nicht derart geschwächt haben, so dass Bakterien, wie in meinem Fall die Borellien, überhaupt erst die Chance hatten, aktiv zu werden, ohne von einem intakten Immunsystem im Zaum gehalten zu werden. Und war das auch der Grund, warum sämtlichen therapeutischen Ansätze keinen nachhaltigen Erfolg brachten?

Heute sagte ich klar und laut „Ja"!

Denn kaum hatte ich mein Bett entstört und die elektrischen Felder beseitigt, ging es mir langsam besser. Kurze Zeit später zogen wir um, und innerhalb weniger Wochen wurden meine Schmerzen immer weniger und ich bekam wieder mehr Energie.

Im neuen Haus achtete ich direkt darauf, technische Felder zumindest nachts weitgehend zu vermeiden, und auch das Bett konnte fast störfrei positioniert werden. Die verbleibende Restbelastung durch eine geologische Verwerfung wird durch ein biofeldformendes Bioresonanz-Modul ausgeglichen. Zusätzlich unterstütze ich meinen Körper durch die regelmäßige Einnahme von Natrium-bicarbonat seine Übersäuerung loszuwerden und in einem basi-schen Bereich zu bleiben.

Heute habe ich nur noch selten ein bisschen Muskelschmerzen und kann wieder Snowboarden, Kite-Surfen und mit meinen Kin-dern toben. Ich nehme keine Medikamente, sondern regelmäßig Nahrungsergänzungen, ab und zu homöopathische Mittel, und achte wie gesagt auf meinen Säure/Basen-Haushalt.

Um mein emotionales Gleichgewicht zu stabilisieren, habe ich be-gonnen, regelmäßig zu meditieren und mir Auszeiten zu gönnen.

Von einer Arthritis ist fast nichts mehr zu sehen oder zu spüren, und mein Körper ist wieder in der Lage, Borellien oder andere Bak-terien durch ein intaktes Immunsystem auszugleichen.

Und das quasi nur durch das Wegnehmen von Belastungen!

Ähnliche Krankheits-, bzw. anschließende Gesundungsverläufe habe ich seitdem bei vielen meiner Kunden beobachten können. Vorausgesetzt es wurde das umgesetzt, was wir nach einer Haus-Analyse besprochen haben.

Mein therapeutischer Ansatz ist es heute, die Regulations-Fähig-keit des Menschen wiederherzustellen, so dass er in der Lage ist, Anforderung und Belastungen des Alltags besser verkraften und selbst ausgleichen zu können, so dass man auch in schwierigen Lebensphasen nicht direkt in einen Burnout läuft, oder gar eine chronische Krankheit davon trägt.

Der ursächliche Ansatz ist der nachhaltigste!

Von Paul Schmidt, dem Begründer der Bioresonanz nach Paul Schmidt, stammt das Zitat „der ursächliche Ansatz ist der nachhaltigste". Der Ingenieur Paul Schmidt hat bereits in den 70er Jahren herausgefunden, dass bestimmte Regulations-Frequenzen des Körpers spezifisch angetriggert und ausgeglichen werden können, und damit eine Therapie und Heilung in vielen Bereichen möglich wird (mehr dazu im Anhang unter „Was ist Bioresonanz").

In meiner Arbeit nutze ich dieses Wissen, um speziell die Frequenzen zu erkennen und auszugleichen, die den Körper an einem Therapieerfolg oder nachhaltiger Gesundheit hindern. Dabei habe ich mich auf Belastungen durch Funk, Elektrosmog und geopathische Störzonen (Erdstrahlen im weiten Sinne) spezialisiert.

Was genau ist Elektrosmog?

Bevor wir mit dem Hauptteil und der Beschreibung der spezifischen Störquellen beginnen, erst einmal die Definition von Elektrosmog:

„Elektrosmog entsteht, wenn Strom fließt, Spannung ansteht oder Daten gesendet werden."

Nachfolgend erkläre ich Ihnen nun die einzelnen technischen Felder. Wir unterscheiden dabei übergeordnet zwischem sogenanntem niederfrequenten und hochfrequenten Elektrosmog.

Niederfrequenter Elektrosmog

Niederfrequenter Elektrosmog entsteht vorrangig durch Hausstrom (50Hz) oder Bahnstrom (16Hz). Also alles, was durch den Stromfluss oder die Spannung von Bahntrassen, elektrischen Haushaltsgeräten, der Hausverteilung oder Hochspannungsleitungen oder Erdleitungen entsteht. Dabei unterscheiden wir zwischen elektrischen Wechselfeldern und magnetischen Wechselfeldern.

Ein wichtiger Hinweis an dieser Stelle:

Hochspannungsleitungen zählen nicht zur Hochfrequenz wie der Name vielleicht vermuten lässt, sondern zur Niederfrequenz!

Was sind elektrische Wechselfelder?

Elektrische Wechselfelder entstehen immer, wenn Spannung ansteht. Die Messeinheit ist V/m (Voltmeter), und gemessen wird die Feldstärke, also die abstrahlenden Feldlinien.

Diese Feldlinien können an den Körper ankoppeln und zu einer erhöhten Körperspannung führen. Sitzt man z.B. auf einer elektrischen Heizdecke, sind oft Körperspannungen von vielen Volt zu messen. Wenn man dann bedenkt, dass quasi jede Zelle unseres

Körpers ein elektromagnetischer Resonator ist, und mit solchen Feldern in Wechselwirkung geht, sind die Auswirkungen auf den Organismus nicht einzuschätzen.

Zusätzlich stellt der Wechselstrom eine besondere Gefahr für uns dar, denn alle Muskeln, somit auch das Herz, werden vom Gehirn her über elektrische Leitungen - die Nerven - per Spannung (Volt) angetriggert. Ein elektrischer Impuls löst genau eine Muskelbewegung aus, z.B. genau einen Herzschlag. Eine Wechselspannung hat meistens 16 oder 50 Hertz (Hz), also 16 oder 50 Spannungs-Impulse pro Sekunde.

Starke Belastungen durch den 50Hz Hausstrom stören also unsere Muskelkontraktionen - auch die des Herzens - und können demnach und logischerweise, zu Herzrhythmus-Störungen, aber auch zu Verspannungen anderer Muskelgruppen führen. Wer schon einmal mit Reizstrom behandelt wurde, oder an einem EMS Training teilgenommen hat (dabei werden die Muskeln während des Trainings mit Stromimpulsen stimuliert), weiß, wie heftig die Muskeln durch die Stromimpulse reagieren. Ein Defibrillator macht auch nichts anderes und schafft es durch heftige Stromimpulse das Herz bei einem Herzstillstand zu reaktivieren.

Was sind magnetische Wechselfelder?

Magnetische Wechselfelder entstehen immer, wenn Strom fließt. Die Messeinheit in der Baubiologie ist NT (Nanotesla), bzw. Mikrotesla oder Gauss. Gemessen wird die magnetische Flussdichte.

Diese Störfelder entstehen bei starkem Stromfluss, wie z.B. bei Hochspannungsleitungen, Bahntrassen, Erdleitungen, aber auch durch die Spule in einem Radiowecker. Sie lassen sich schwer bis fast nicht abschirmen und können quasi nur durch eine Biofeldformung im Körper ausgeglichen werden.

Magnetische Wechselfelder treten mit elektrischen Wechselfeldern in Wechselwirkung und können diese Felder teilweise "auffressen", also abschwächen.

Wie kann ich mich vor niederfrequentem Elektrosmog schützen?

Elektrische Wechselfelder lassen sich oft sehr gut durch die Verwendung von geschirmten Leitungen, geschirmten Lampen und geschirmten Steckdosenleisten minimieren.

Ebenfalls können 2-phasig schaltbare Wandsteckdosen (werden einfach in eine Steckdose gesteckt) dabei helfen, z.B. Nachttischlampen komplett von der Spannung zu trennen.

Ebenso lassen sich die abstrahlenden Feldlinien durch spezielle Stoffe oder leitfähige Farben abfangen, welche dann über eine Erdungsleitung durch eine Steckdose abgeerdet werden. Die Gefahr dabei besteht allerdings darin, dass durch eine angebotene Erdung, wieder Feldlinien angezogen werden, die ansonsten evtl. keine Belastung dargestellt hätten.

Eine in der Praxis häufig anzutreffende "Verschlimmbesserung" sind geerdete Bettlaken oder geerdete Matratzen-Unterlagen. Denn die meist ungeschirmten Leitungen in den Wänden werden dann unter Umständen den schnellsten Weg zur Erde durch das Bettlaken, und damit direkt durch die schlafende Person, finden.

Man sollte mit so etwas sehr vorsichtig sein, und dabei immer einen geschulten Baubiologen zu Rate ziehen.

Ein weiteres häufig auftretendes Problem sind kapazitive Ankopplungen durch Nachttisch- und Schreibtischlampen.

In Deutschland gibt es leider keine Norm für zweiphasige Schalter (außer bei Heizungsanlagen). Ebenso besitzen die meisten Lampen keine Erdung, sondern zweipolige Stecker und auch Schalter. Das bedeutet, dass pauschal nichts geerdet wird. Weiter bedeutet das, dass nur im Glücksfall, je nachdem wie herum der Stecker eingesteckt wurde, die stromführende Phase geschaltet, und die Spannung am Schalter nach dem Ausschalten unterbrochen wird.

In diesem Fall "strahlt" das Kabel nur bis zum Schalter. Im nicht so glücklichen Fall wird der Null-Leiter geschaltet, und die Spannung erst auf dem Rückweg von der Lampe getrennt. Dabei läuft die Spannung am Schalter vorbei - durch die gesamte Lampe - und wird, wie durch eine Sendeantenne, im Raum verteilt.

Es kommt dann zu einer sogenannten kapazitiven Ankopplung und einer erhöhten Körperspannung und damit Belastung für den Menschen. Verstärkt wird solch eine Belastung noch durch Metalle im Körper, in Form von Prothesen, Zahnklammern, oder -Implantate. Aber auch durch Schwermetalle im Körper wie z.B. Quecksilber.

Das ist besonders extrem bei Metalllampen eines schwedischen Einrichtungshauses, und nicht selten messe ich dort Feldstärken von über 400 V/m bei ausgeschalteter (!) Lampe. Das ist sehr hoch (der baubiologische Grenzwert nach SBM liegt bei 1 V/m). Das Feld minimiert sich dann sogar wenn man die Lampe anschaltet, denn durch das dann entstehende magnetische Wechselfeld wird wieder ein Teil des elektrischen Wechselfeldes „aufgefressen".

Um sich zu schützen sollte man entweder abgeschirmte Lampen verwenden (diese sind geerdet und komplett strahlungsfrei), oder zumindest mit einem einfachen NF-Messgerät herausfinden, wie herum der Stecker in der Steckdose stecken muss, damit die stromführende Phase getrennt wird. Wie Sie das machen, erfahren Sie im Workshop-Teil dieses Buches.

Elektroinstallationen in den Betten, in Form von eingebauten Lampen, beheizbaren Unterdecken o.ä. sollten dringend vermieden werden. Ist so etwas installiert, empfehle ich, sie sofort vom Strom zu trennen. Ebenso sollte ein Wasserbett nachts vom Strom getrennt werden. Die durch die Heizung entstehenden Felder können teilweise sehr hoch werden und den Körper gewaltig stören. Das gleiche gilt für elektrisch verstellbare Lattenroste, Heizdecken, usw. Im zu diesem Buch gehörenden Video-Tutorial zeige ich Ihnen einige solcher Fälle, die ich bei meinen Kunden während einer Hausanalyse aufgenommen habe.

Auch ein Fernseher sollte im Schlafzimmer nicht im Stand-by Modus laufen, sondern evtl. mit einer fernbedienbaren Steckdose zum Schlafen komplett vom Netz getrennt werden. Ebenso sollten Sie möglichst keine elektrische Fußbodenheizung verwenden.

Durch den Einbau eines sogenannten Netzabkopplers / Netzfreischalters im Sicherungskasten lässt sich der Raum, meist das Schlafzimmer, komplett vom Strom trennen, solange kein Verbraucher aktiv ist. Eine minimale Gleichstrom-Steuerspannung merkt dann, dass z.B. eine Lampe eingeschaltet wird, und reaktiviert sofort den Stromkreis, so dass wieder Spannung für Verbraucher verfügbar ist.

Der Nachteil eines Netzabkopplers ist, dass evtl. ein über den Stromkreis arbeitender Biofeldformer eingeschränkt funktioniert. Doch auch dafür gibt es gute Lösungen. Mehr dazu später ...

Wie kann ich mich vor magnetischen Wechselfeldern schützen?

Wie schon zuvor erwähnt, lassen sich magnetische Wechselfelder kaum, oder sehr schwer abschirmen. Sie können zwar dafür sorgen, dass Sie keinen Radiowecker in direkter Körpernähe verwenden, aber wenn Sie beispielsweise an einer Bahntrasse wohnen, eine starke Erdleitung oder eine Hochspannungsleitung in der Nähe Ihres Hauses haben, hilft im Grunde nur wegziehen, oder die Installation eines Biofeldformers.

Lokale Felder durch beispielsweise eine Steigleitung in der Wand, lassen sich durch Mu-Metall abschirmen. Eine Hochspannungsleitung jedoch erzeugt noch in einigen hundert Metern Entfernung magnetische Felder von vielen hundert Nanotesla und lässt sich nicht abschirmen. Bei einer Bioresonanz-Testung ist in solchen Fällen immer eine starke NF-Belastung durch die Störung bestimmter Regulations-Frequenzen im Körper zu messen.

Ein biofeldformendes Gerät gleicht diese Frequenzen auf Grundlage der Bioresonanz-Therapie aus. Oft verschwinden dadurch auch schnell Symptome wie unruhiger Schlaf, Nachtschweiß und häufiges zur Toilette müssen während der Nacht.

Hochfrequenter Elektrosmog

Hochfrequenter Elektrosmog entsteht durch das Senden und Empfangen von Daten. Z.B. von Handys, WLAN, Bluetooth oder Radar. Aber auch durch Bewegungsmelder oder viele Babyphones.

HF - impulsmodulierte Mikrowellen

Bei den impulsmodulierten Hochfrequenzfeldern handelt es sich um Strahlung in einem Frequenzspektrum in der Regel zwischen knapp unter 1 GHz bis 5 GHz. Radar, 5G sowie einige militärische Frequenzen funken teilweise in noch weit höheren Frequenzen.

Impulsmoduliert deshalb, weil es kein gleichbleibendes andauerndes Signal ist, sondern viele kleine Einzelimpulse herausgefeuert werden. Für unseren Körper ist das vergleichbar mit einem sehr schnellen Stroboskop-Discoblitzer, wie es sie früher in den Discotheken gab.

Für den Körper bedeutet das also Stress, und es ist immer wieder spannend, die Reaktion von skeptischen Menschen zu erleben, wenn ich diese Art von unsichtbarer Strahlung mit einem Messgerät akustisch „sichtbar" mache.

Die Messeinheit ist Mikrowatt pro Quadratmeter, und es ist die elektromagnetische Strahlungsdichte die gemessen wird, da ab etwa einem GHz nicht mehr zwischen elektrischen und magnetischen Wechselfeldern unterschieden werden kann.

Aufgrund der hohen "Peaks" der einzelnen Impulse, können im Grunde nur Mittelwerte gemessen werden. Sprich, die Belastung ist in der Regel deutlich höher, als tatsächlich zu messen ist. Baubiologen verwenden für eine annähernd realistische Einschätzung einen sogenannten Crest-Faktor. Mit diesem werden dann die vom Messgerät erhaltenen Werte multipliziert.

Die gängigen Strahler in unseren Lebensräumen sind WLAN, GSM Mobilfunk, DECT Schnurlostelefone, Bluetooth, LTE und bald 5G Mobilfunk, sowie Satellitenfunk und Radar (besonders stark in

Flughafen- und Hafenregionen). Aber auch immer mehr Smart-Meter, sprich intelligente Strom-, Wasser- und Heizungszähler in unseren Häusern.

WLAN und DECT funken vorrangig bei etwa 2,4 GHz (+ 5 GHz), also genau im biologischen Fenster des Menschen. Ein Mikrowellenherd strahlt ebenfalls bei 2,4 GHz und ist damit in der Lage Einfluss auf organisches Gewebe zu nehmen. Es sollte also jedem einleuchten, dass diese Art von Strahlung für unseren Körper nicht gesund sein kann - auf wenn die Intensität bei einem Mikrowellenherd natürlich deutlich stärker ist.

Was ist so schädlich an hochfrequenter oder impulsmodulierter Strahlung?

Über die gesundheits-schädigenden Auswirkungen von hochfrequentem Elektrosmog lassen sich ganze Bücher schreiben - und wurden bereits geschrieben.

Zu den wichtigsten, da sie quasi der Türöffner für allerlei Folgesymptome sind, zählen wohl die Störung der Melatonin-Produktion und damit des gesamten endokrinen (hormonellen) Systems, eine Depolarisierung der Zellen, die Öffnung der Blut-Hirn Schranke, die Veränderung der DNA, sowie Störungen des vegetativen Nervensystems, Clusterbildung des Blutes, uvm.

Zu den gängigen Symptomen, hervorgerufen oder gefördert durch hochfrequenten Elektrosmog, werden alle Arten von Autoimmun-Erkrankungen wie Rheuma, Fibromyalgie, Lupus, Multiple Sklerose, sowie Krebs, Bluthochdruck, Extrasystolen (starke Herzrhythmusstörungen), Schwäche, Schwindel, Nervenüberreizungen, bis hin zu neuronalen Ausfällen, Burn Out, Hyperaktivität, Nervosität,

Schlaganfällen, Depressionen, Hautirritationen, Blutarmut, Kopf-schmerz/Migräne, Kinderlosigkeit, und vieles mehr gezählt.

Sämtliche Forschungen auf diesem Gebiet sind, auch wenn Sie nicht durch wirtschaftliche Interessen geschönt und in eine Rich-tung gepusht werden, im Grunde nur Kurzzeit-Erfahrungswerte, die einen Trend erahnen lassen. Denn auf Grund der Neuartigkeit dieser Strahlung sind schlichtweg keine Langzeittests vorhanden. Unsere Körper sind auf diese Strahlen-Invasion in jedem Fall nicht ausgelegt oder vorbereitet.

Angriff mit Mikrowellen

Der erste bekannte Fall von gesundheitsschädigender Mikrowel-lenbestrahlung stammt aus den 1950er Jahren, als die russische Regierung die amerikanische Botschaft in Moskau bestrahlt hat, und dies durch die internationalen Medien bekannt wurde. Im Lau-fe der Jahre erkrankten viele der Mitarbeiter, und es wurde von offizieller Seite eine Verbindung zu der „Zwangsbestrahlung" her-gestellt. Heute nennt man sie die sogenannte "Diplomatenkrank-heit". Später gab es einen ähnlichen Skandal auf Kuba.

Die Intensität der damaligen Strahlung war jedoch wohl bei weitem nicht annähernd vergleichbar mit der Strahlung, mit der wir tagtäg-lich durch unsere Handys, WLAN-Netze, Smart Meter, Satelliten-funk oder Radar konfrontiert werden.

So ist es also kein Wunder, dass auch heute immer mehr Men-schen krank werden, und die Schulmedizin hier keine Lösungen bietet, außer Symptome zu bekämpfen, welche dann jedoch meist anderen möglichen Ursachen zugeschrieben werden.

Richtwerte für Hochfrequenz

Die geltenden Richtwerte zur Bewertung der Gesundheitsschäd-
lichkeit für den Menschen messen sich an thermischen Kriterien,
anstatt an biologischen und werden von einem privaten Verein,
dem ICNIRP, mit Sitz in München, bestimmt.

Mitglieder dieses Vereins stammen vorrangig aus der Mobilfunk-
industrie und setzen die geltenden Grenzwerte quasi willkürlich
an. Es wird oft behauptet, die ICNIRP unterstehe der WHO. Sie
ist jedoch keine WHO-Organisation, sondern eine Organisation,
mit welcher die WHO lediglich in einer offiziellen Verbindung steht.

Als Entscheidungskriterium für die Grenzwerte wird im Grunde be-
wertet, ob die Intensität der Strahlung stark genug ist, um einem
leblosen Gegenstand innerhalb von 30 Sekunden Verbrennungen
zuzufügen. Ist sie es nicht, ist nach den geltenden Richtlinien alles
in bester Ordnung. Das ist in etwa so, als würde ich Ihnen einen
Fliegenpilz an den Kopf werfen und schauen ob Sie dadurch einen
Schaden davon tragen. Falls nicht, wäre der Verzehr des Pilzes
nach dieser Logik wohl auch unbedenklich ... !?

Ein weiterer interessanter Fakt, der zum Nachdenken anregen
sollte, ist der, dass die Grenzwerte in Deutschland um einiges höher sind als zum Beispiel in Österreich oder in der Schweiz. Die Erklärung lässt sich vermutlich in dem Milliarden-Verkauf der UMTS
Lizenzen in Deutschland, Anfang der 2000er Jahre, finden.

Zu diesem Thema ließe sich noch eine ganze Menge mehr schreiben, und wenn Sie Lust haben, schauen Sie doch mal auf meiner
Seite www.strahlenfrei-wohnen.de und abonnieren sich am besten
dort direkt meinen Newsletter zu diesem Thema. Doch nun zum
wesentlichen Teil dieses Buches, dem Workshop.

Workshop

Nachfolgend gebe ich Ihnen die 25 wichtigsten Tipps, wie Sie sich selbst effektiv vor Elektrosmog und Funk-Belastungen schützen-können, und sich damit ein gutes Stück Gesundheit zurückholen.

Bitte tun Sie sich selbst den Gefallen und lesen Sie die folgenden 25 Tipps nicht nur durch, sondern versuchen Sie bei jedem einzel-nen Punkt zu überprüfen, ob Sie an der jeweiligen Stelle etwas in Ihrem Umfeld verbessern könnten - und tun Sie es direkt oder zeitnah. Machen Sie sich Notizen (Sie finden am Ende des Buches freie Seiten für Notizen) und eine To-Do Liste und arbeiten Sie alle Punkte nacheinander ab. Ihre Gesundheit wird es Ihnen danken. Und Ihr Schlaf auch!

Ich wünsche Ihnen nun viel Erfolg bei der Umsetzung, und wün-sche Ihnen eine gute und vor allem nachhaltige Gesundheit.

Wichtiger Hinweis:

Ergänzend zu diesem Ratgeber habe ich ein Video-Tutorial auf-genommen, in dem ich Ihnen in über 70 Videos zeige, wie Sie am besten vorgehen, um die besten Resultate zu erreichen. Außer-dem zeige ich Ihnen zahlreiche Praxis-Aufnahmen aus meinem Arbeits-Alltag. Gerade für technische Laien wird es von großem Vorteil sein, sich die Erklärvideos in dem Tutorial anzuschauen.

Das Video-Tutorial zum Buch erhalten Sie hier:
http://elektrosmog-soforthilfe.de/video-kurs

Geben Sie dann bei der Bestellung folgenden Code ein: **buch25** und Sie erhalten das Video-Tutorial zu einen reduzierten Preis.

Tipp Nr. 1
DECT Telefone updaten

DECT Schnurlos-Telefone senden eine hoch aggressive impuls-modulierte Mikrowellenstrahlung aus. In der Regel bei 2,4 GHz, genau im biologischen Fenster des Menschen.

Neuere Geräte besitzen den sogenannten ECO Plus oder ECO Modus, in dem nur während des Telefonierens "gestrahlt" wird. Die meisten älteren Geräte hingegen sind Dauerstrahler. Diese Frequenzen sind sehr schädlich und sorgen für eine Reihe an Beschwerden.

Als aller erstes sollten Sie also schauen, dass Sie Ihr DECT-Telefon (Schnurlostelefon) auf den neuesten Stand bringen. Sprich das alte Telefon entsorgen und ein neueres anschaffen, welches im sogenannten ECO oder ECO Plus Modus arbeitet.

Diese „strahlungsarmen" Telefone strahlen nur, wenn tatsächlich telefoniert wird, ansonsten jedoch im Idealfall nicht. Bei einigen der Geräte schaltet jedoch leider die Basisstation nicht ab, so dass es dann weiterhin zu einer Belastung kommt. Achten Sie beim Kauf auf diesen Punkt!

Ältere Geräte funken meist kontinuierlich, und die Basisstation hält ständigen Kontakt mit den Mobilteilen. Dadurch entsteht in vielen Wohnungen eine Dauerbelastung, die teilweise stärker ist, als ein Mobilfunk-Sendemast in der näheren Nachbarschaft. Die Frequenz von DECT Telefonen ist mit 2,4 GHz die denkbar ungünstigste Frequenz für den menschlichen Körper.

In Büros, bzw. auf festen Arbeitsplätzen, sollte man ein kabelgebundenes Telefon verwenden, denn auch wenn die neueren DECT Telefone strahlungsärmer sind, belasten sie den Körper dennoch während eines Telefonats.

Achten Sie beim Kauf eines neuen Telefons auf den ECO Plus Modus oder ECO Modus und aktivieren Sie diesen in den Einstellungen des Telefons. Und vergewissern Sie sich, ob die Basisstation ebenfalls im Eco Plus Modus arbeitet, bzw. sich im Ruhemodus abschaltet.

Im Video-Tutorial teste ich verschiedene Modelle und zeige, dass nicht überall strahlungsarm drin ist, wo es draufsteht. Zusätzlich zeige ich in mehreren Praxis Videos bei Kunden, wie stark DECT Telefone strahlen und den Lebensraum belasten.

Hinweis:

Falls Sie nun Ihr altes DECT Telefon durch ein neueres ersetzen, geben Sie das alte Telefon und die Basisstation direkt in den Elektromüll und entfernen Sie die Batterien aus dem Mobilteil. Ansonsten wird das Mobilteil versuchen, durch permanente Impulse die Basisstation zu orten, und es entsteht eine Dauerbelastung, obwohl die Basis-Station längst vom Netz getrennt wurde.

Zum Zeitpunkt des Schreibens dieses Buches empfehle ich das Gigaset C430A oder Duo von Siemens. Hier können Sie in den Einstellungen den strahlungsarmen ECO-Modus einstellen. Bei dem Duo müssen Sie das in beiden Bedienteilen separat tun. Dann haben Sie aber ein strahlungsarmes Telefon, welches auch die Basis abschaltet und nur während des Telefonierens funkt.
Im Video Tutorial habe ich das Gerät für Sie getestet.

Tipp Nr. 2
WLAN nachts ausschalten

Ein weiterer Dauerstrahler in den meisten Wohnungen ist das WLAN. Ebenso wie DECT (Schnurlostelefone), besteht WLAN aus einer impulsmodulierten Mikrowellenstrahlung, die sehr schädlich für uns ist.

Die Funkfrequenz liegt mit meist 2.4 GHz genau im biologischen Fenster des Menschen. In der gleichen Frequenz "strahlt" auch ein Mikrowellenherd.

Erfahrungsgemäß ist das Netz nicht ganz so aggressiv wie DECT oder LTE, aber stark genug, um z.B. bei einem Experiment einer Schule in Norwegen, angepflanzte Kresse immer wieder im Wachstum zu behindern und schlussendlich zu töten, wenn diese neben einem WLAN Router positioniert wurde.

Teilweise finden sich heute etliche Repeater in den Häusern, so dass auch tatsächlich in jedem Winkel WLAN zu empfangen ist.

Ich empfehle grundsätzlich, das WLAN am Router, sowie sämtliche Repeater im Haus nachts zu deaktivieren!

Man spürt sofort eine Beruhigung im Raum, wenn man es ausschaltet, und besonders nachts ist es wichtig den Körper nicht zu stören, da in der nächtlichen Ruhephase wichtige Regulationsprozesse im Körper stattfinden.

Belastungen von benachbarten oder darunterliegenden Wohnungen lassen sich mit spezieller Abschirmfarbe, sowie Abschirmgittern oder -Stoffen recht gut abschirmen oder abschwächen.

Eine Restbelastung aus angrenzenden Häusern oder Wohnungen kann dann zusätzlich über eine Biofeldformung wirksam ausgeglichen werden. Mehr zum Thema Biofeldformung erhalten Sie im weiteren Verlauf dieses Ratgebers.

Hinweis:

Da mittlerweile nicht nur die Telekom, sondern auch Unitymedia, flächendeckend Hot-Spot Netzwerke aufbaut, reicht es bei einigen Routern nicht aus, das WLAN in der Software oder am Router zu deaktivieren.

Ich empfehle daher in jedem Fall, den Router nachts komplett vom Strom zu nehmen! Das können Sie entweder manuell tun, durch Stecker ziehen, oder sie verwenden eine einfache Zeitschaltuhr aus dem Baumarkt.

Im Video-Tutorial zeige ich Ihnen, wie Sie Ihr WLAN nachts vom Strom nehmen, und trotzdem am Router angeschlossene Telefone weiterhin verwenden können, um nachts beispielsweise für Notfälle erreichbar zu bleiben!

Tipp Nr. 3
Keine aktiven Handys im Schlafzimmer

Aktives Handy bedeutet in diesem Fall, ein Gerät welches auf Empfang eingestellt ist, und sich fortlaufend in bestehende GSM, LTE, Bluetooth oder WLAN-Netze einlogged.

Wenn Sie Ihr Telefon als Wecker benutzen, sollten Sie den Flugmodus aktivieren. Im Flugmodus funktioniert noch alles bis auf das Senden und Empfangen von Daten. Durch das Aktivieren des Flugmodus werden sämtliche Verbindungen unterbunden und das Handy versucht sich nicht mehr in LTE, GSM, BT oder WLAN Netze einzuloggen.

Der Wecker funktioniert dann trotzdem, schadet aber nicht. Manchmal zeigt sich jedoch, dass bei einem iPhone auch bei eingeschaltetem Flugmodus im Frequenzbereich über 2,4 GHz gefunkt wird, da sich das Bluetooth dann nicht abschaltet. Dabei handelt es sich um einen „Strahlen-Bug" des iPhones, und ist dazu gedacht auch im Flugzeug über Bluetooth Musik hören zu können. Achten Sie also immer darauf, dass auch das Bluetooth deaktiviert ist!

Ist das Handy nachts aktiv, entstehen teilweise sehr hohe und schädliche Felder, die zu diversen körperlichen Beschwerden sowie einem unruhigen Schlaf führen können, da das Smartphone alle paar Minuten versucht, sich in irgendein verfügbares Netz einzukoppeln, oder nach verfügbaren Netzen sucht. Die gängigen Symptome sind oft unruhiger Schlaf, Nachtschweiß, wirre Träume, häufiges zur Toilette müssen, bis hin zu Kinderlosigkeit, hormonellen Störungen und chronischen Erkrankungen.

Tipp Nr. 4

Keine Babyphones oder Überwachungsdecken, Bewegungsmelder / Kameras

Die meisten Babyphones funken ebenfalls in einer hohen impuls-modulierten Frequenz (meist 2,4 GHz) oder nutzen das WLAN-Netz. Das Gleiche gilt für Überwachungskameras und -decken für Kleinkinder, sowie für viele Bewegungsmelder.

Wenn Sie nicht auf ein Babyphone verzichten möchten oder können, empfehlen wir ein Babyphone der Firma AngelCare. Diese Geräte aktivieren sich nur bei Bewegung und schalten die Über-tragung danach direkt wieder aus.

Die meisten übrigen Geräte sorgen eher für einen unruhigen Schlaf Ihres Kindes und fördern damit somit sogenannte Schreibabys.

Sehen Sie im Video-Tutorial, wie stark Belastungen durch Baby-phones oder Bewegungsmelder werden können, und wie gut bei-spielsweise AngelCare Geräte abschalten.

Dort finden Sie auch ein Video, welches ich bei einem Kunden auf-genommen habe, der sein komplettes Schlafzimmer abgeschirmt, und dann darin einen impulsmodulierten HF-Bewegungsmelder für eine Alarmanlage installiert hat. Dadurch hat er die Situation stark „verschlimmbessert", denn durch die Abschirmung ist ein fa-radayscher Käfig entstanden, in dem nun die Störquelle war.

Tipp Nr. 5
Keine LTE Repeater im Haus oder in der Wohnung

Mittlerweile halten immer mehr LTE Repeater Einzug in die Häuser. Dabei handelt es sich um eine sehr intensive und aggressive Strahlung zur Übertragung von Mobilfunk und Internet.

Ich wurde vor einiger Zeit von einem Baumarkt beauftragt dort Messungen durchzuführen, weil sämtliche Mitarbeiter seit einigen Wochen permanent Kopfschmerzen hatten und sich nicht gut fühlten. Dort fand ich dann einen kürzlich installierten LTE Repeater, für die Kommunikation zwischen den Märkten, der innerhalb des Gebäudes angebracht wurde.

Nachdem der Router schlussendlich nach draußen verlegt wurde, hörten auch die Kopfschmerzen und Symptome der Mitarbeiter auf, obwohl in dem Baumarkt noch etliche DECT Repeater für die Schnurlostelefone hingen, bzw. immer noch hängen.

Wichtig:

Achten Sie darauf, dass in Ihrem Haus keine LTE Repeater oder Smart Meter mit LTE Kommunikation installiert sind oder werden! Fragen Sie Ihren Vermieter oder Elektriker.

Tipp Nr. 6
Smart Meter

In einigen Bundesländern greift bereits die EU-Verordnung zur verpflichtenden Nutzung von Smart Metern. Dabei handelt es sich um „intelligente" Strom-, Gas- und Wasserzähler, die in regelmäßigem Austausch mit den Versorgern stehen. Das Ganze wird in Kürze Pflicht für sämtliche europäischen Haushalte, und es werden bereits jetzt sämtliche Wasseruhren ausgetauscht.

Die Kommunikation der Smart Meter erfolgt in der Regel via impulsmodulierter Hochfrequenz - sprich Mikrowellen.

Es gibt jedoch auch Anbieter von solchen Systemen, die für die Kommunikation das kabelgebundene LAN verwenden.

Versuchen Sie in jedem Fall entweder zu verhindern, dass man Ihr Haus auf Smart Meter umstellt, oder aber wählen Sie ein kabelgebundenes System. Falls dies nicht möglich ist, erkundigen Sie sich bei den Versorgern nach den Ableseterminen und packen Sie den Smart Meter die übrige Zeit entweder in Alupapier oder in Abschirmgewebe ein (siehe Video Tutorial „Smart-Meter").

In der Regel werden Smart Meter nur einmal jährlich ausgelesen, und funken den Rest des Jahres überflüssigerweise nonstop. Durch das kontinuierliche Senden von Daten besteht zusätzlich die Möglichkeit, dass Nutzungs- und Persönlichkeitsprofile der im Haus lebenden Personen erstellt werden.

So lässt sich z.B. bei einigen Systemen darstellen, wie viele Personen im Haus leben, wie oft geduscht wird, bis hin zu umfangreicheren Profilen.

Es gibt Berichte im Internet, die darauf hinweisen, dass durch einige Smart Meter, Raumstrukturen zu den Versorgern, oder zu wem
auch immer, übermittelt werden können, so dass "Big Brother is
watching you" keine bloße Phantasie des Schriftstellers George
Orwell mehr bleibt, sondern durch Smart Meter ein weiterer Schritt
in Richtung "gläserner Mensch" gegangen wird.

Falls dies stimmt, und tatsächlich Raumprofile übermittelt werden
können, lässt dies auf eine Strahlung schließen, die wohl eher im
Bereich des Radars anzusiedeln, und für uns Menschen in jedem
Fall sehr schädlich ist.

Im Video-Tutorial sehen Sie, wie heftig Smart-Meter auf Bäume
einwirken. In dem Fall handelt es sich um einen Orangenbaum,
neben dem ein Smart Meter installiert wurde. Der Baum trägt an
der belasteten Seite keine Früchte - an der anderen Seite jedoch
sehr viele.

Tipp: Ich zeige Ihnen dort außerdem, wie Sie sich und Ihre Familie effektiv schützen können, falls man Ihnen gegen Ihren Willen
einen Smart Meter installiert hat ;)

Hinweis:

Gemäß der Datenschutz-Grundverordnung (DSGVO) müssen Sie
meines Wissens als Mieter oder Hauseigentümer Ihre Einwilligung
zur Installation eines Smart-Meters geben, weil durch diesen per-
sonengebundene Daten übermittelt werden können. Erkundigen
Sie sich dazu bei Bedarf bei einem Datenschutzexperten.

Tipp Nr. 7
Wenig Bluetooth verwenden

Bluetooth ermöglicht eine schnurlose Datenübertragung von Medieninhalten wie Videos, Bildern oder Musik, sowie Daten- und Telefonverbindungen.

Dabei kommt es zu einer starken Mikrowellenbelastung!

Wir finden Bluetooth mittlerweile quasi überall. Headsets kommunizieren meist über Bluetooth, genau wie Smartphones, viele Lautsprechersysteme und MP3-Player.

In den meisten Autos koppelt sich das Handy über Bluetooth an das Fahrzeugsystem an, und es wird über Bluetooth telefoniert und oft auch Musik gehört.

Zuhause streamen immer mehr Menschen Videos und Musik von ihrem iPad, Tablet oder Smartphone, und übertragen sie dann via Bluetooth an den Fernseher oder die Musikanlage / Lautsprecher.

Dabei entstehen starke elektromagnetische Felder, die besonders in dem faradayschen Käfig eines Autos und in Verbindung mit weiteren Feldern aus anderen Quellen, auf Dauer sehr gesundheitsschädlich sind.

Deshalb empfehle ich besonders im Auto keine Musik über Bluetooth zu hören. Verwenden Sie immer den Audio-Eingang oder, wie es bei neueren Autos mittlerweile teilweise möglich ist, die USB Schnittstelle im Auto für die Musikübertragung.

Beschränken Sie das Bluetooth im Auto auf, wenn überhaupt,

möglichst kurzzeitiges Telefonieren und gleichen Sie die Restbelastung ggfls. mit einem biofeldformenden Modul, z.B. einem Biofeldformer-Car Modul von BIOGETA® aus.

Aber auch in den eigenen vier Wänden rate ich vom Streamen via
Bluetooth ab. Sie werden spüren, dass es sich deutlich ruhiger und
angenehmer anfühlt, sobald sie das Streaming stoppen.

Ich selbst bekomme sofort Kopfschmerzen, wenn einer meiner
Freunde, bei dem ich öfters zu Gast bin, Videos über Bluetooth
streamt und auf den Fernseher überträgt.

Bei Telefon-Headsets empfehle ich ebenfalls ein kabelgebundenes Headset zu verwenden.

Im Video-Tutorial zu diesem Kapitel zeige ich Ihnen, wie stark die
Belastungen beim Streamen auf externe Lautsprecher sind.

Tipp:

Achten Sie darauf, dass Sie das Bluetooth an Ihrem Smartphone
immer wieder ausschalten nachdem Sie es verwendet haben. Das
Gerät steht sonst dauerhaft für eine Verbindung zur Verfügung,
und sämtliche Geräte mit aktiviertem Bluetooth in Ihrer Umgebung
versuchen sich mit Ihrem Gerät zu verbinden. Dadurch entsteht
eine Dauerbelastung, und zwar oft direkt in Ihrer Tasche, an Ihrem
Körper. Zusätzlich wird Ihr Akku länger halten wenn Sie das Bluetooth deaktivieren.

Tipp Nr. 8
Telefonieren im Freisprechmodus / mit Headset

Wenn Sie mit Ihrem Handy telefonieren, sollten Sie, wann immer es möglich ist, entweder ein Headset verwenden, oder aber die Freisprecheinrichtung des Gerätes nutzen.

Moderne Smartphones besitzen sehr gute Lautsprecher und ein empfindliches Mikrofon. Sie können also bei Telefonaten im Büro das Handy auf Lautsprecher stellen und es vor sich auf den Schreibtisch legen.

Das ist bei weitem nicht so schädlich und belastend für Sie, wie das Telefonieren mit dem Smartphone direkt am Kopf. Bei einigen Samsung Modellen steht sogar in den Sicherheitshinweisen, dass das Gerät nicht in Körpernähe verwendet werden sollte. Das ist schon eine Art Realsatire.

Achten Sie auch besonders darauf, wenn Sie ein Baby oder Kleinkind auf dem Arm oder Schoß haben. Bei Kindern ist die Blut-Hirn Schranke noch nicht ausgebildet, so dass für sie die Belastung noch einmal um einiges höher ist, und weitreichende Folgen haben kann.

Telefonieren Sie deshalb nicht mit einem Handy oder Schnurlostelefon, wenn ein kleines Kind in Ihrer direkten Nähe ist. Ebenso geben Sie Kleinkindern bitte kein aktives Smartphone in die Hände zum Fotos schauen oder spielen.

Aktivieren Sie dazu zuvor den Flugmodus, der sämtliche ein- und ausgehenden Signale unterbindet!

Verwenden Sie zum Telefonieren in Ihrem Büro und Zuhause wenn möglich ein kabelgebundenes Telefon, denn durch den Aufbau einer Mobilfunk-Verbindung belasten Sie auch Ihr Umfeld.

Ich selbst habe im Büro sowohl ein kabelgebundes Telefon auf meinem Schreibtisch, als auch ein strahlungsarmes (ECO Mode) DECT-Telefon in einem anderen Raum. Dieses steht allerdings immer auf der Station wenn nicht telefoniert wird, und stellt dann keine Belastung dar.

Für den Großteil meiner teilweise durchaus etwas längeren Kundengespräche verwende ich das kabelgebundene Telefon, oder das Telefon im Freisprechmodus auf dem Schreibtisch liegend.

Tipp:

Als Schutz für das Telefonieren mit Handys und Smartphones, empfehle ich einen biofeldformenden Chip auf das Handy zu kleben. Dadurch wird Telefonieren zwar nicht gesund - die Belastungen werden dadurch aber während des Telefonats teilweise ausgeglichen. Vorausgesetzt der Chip hält, was er verspricht.

Schauen Sie einmal unter: **www.strahlenfrei-wohnen.de/shop**

Die dort angebotenen Biogate-Phone Chips werden mittlerweile von einigen Heilpraktikern sehr erfolgreich und immer wieder gerne eingesetzt, und gleichen Störfrequenzen messbar (mit einem Bioresonanz-Gerät, kinesiologisch, oder mit anderen bioenergetischen Messverfahren) und wirksam aus.

Tipp Nr. 9
Kein Radiowecker in Körper- oder Bettnähe

Ein Radiowecker erzeugt durch den eingebauten Kondensator (die Spule), magnetische Wechselfelder, die in direkter Nähe sehr stark werden können. Diese Felder bauen sich zwar in weiterer Distanz schnell wieder ab, sind jedoch im Bettbereich oft sehr belastend.

In etwa 30 cm Entfernung zum Kopf kann die magnetische Wechselfeld-Belastung eines Radioweckers in etwa die Stärke erreichen, als würden Sie unter einer mittelgroßen Hochspannungsleitung stehen!

Ein paar Zentimeter weiter sieht es dann schon wieder deutlich entspannter aus, da sich die konzentrischen Kreise eines magnetischen Wechselfeldes bei einem Radiowecker, aufgrund der kleinen Größe der Spule, schnell verringern. Falls Sie nicht auf Ihren Radiowecker verzichten möchten, sorgen Sie für einen Mindestabstand von mindestens einem Meter zu Ihrem Körper.

Ich empfehle Ihnen jedoch stattdessen lieber einen Funkwecker zu verwenden. Diese sind recht unbedenklich, solange es sich nicht um einen impulsmodulierten Sender/Empfänger handelt. Dieser würde bei 2,4 GHz oder 5 GHz senden und wäre entsprechend markiert.

Wie Sie in der Einleitung dieses Buches gelesen haben, war es genau so eine Spule eines Radios, die bei mir in Verbindung mit einer geopathischen Belastung zu massiven Problemen geführt hat.

Tipp Nr. 10
Abgeschirmte Lampen

Dadurch, dass die meisten und gängigen Nachttisch- und Schreibtischlampen keine Erdung besitzen und einpolig geschaltet sind, bauen diese Lampen oft, selbst in ausgeschaltetem Zustand (je nachdem wie herum der Stecker eingesteckt ist), recht hohe elektrische Wechselfelder auf.

Diese Felder koppeln in einer sogenannten kapazitiven Ankopplung an den Körper an und erzeugen dadurch eine überhöhte Körperspannung.

Geschirmte Lampen hingegen sind geerdet und so gut abgeschirmt, dass es zu keiner Belastung kommt, selbst wenn sich die Lampe beim Arbeiten in Kopfnähe befindet.

Ich selbst hatte lange Zeit ständig Kopfschmerzen, wenn ich längere Zeit am Schreibtisch saß und meine Texte geschrieben habe. Die Ursache für die Kopfschmerzen habe ich zuerst an anderer Stelle gesucht.

Der Mensch ist so konditioniert, dass er direkt nach kausalen Zusammenhängen sucht. Also machte ich den Stress oder das schlechte Licht für die Kopfschmerzen verantwortlich.

Als ich jedoch später mit einem Messgerät die starken elektrischen Wechselfelder gemessen habe, die durch die Metall-Lampe auf meinem Schreibtisch entstanden sind, kaufte ich mir eine abgeschirmte Schreibtischlampe der Firma Danell.

Seitdem kann ich Stunden an meinem Schreibtisch arbeiten ohne Kopfschmerzen davon zu bekommen.

Die 130,- € für die Danell Lampe waren eine gute Investition!

Für eine entspanntere Nachtruhe empfehle ich ebenfalls die Umstellung auf geschirmte Nachttischlampen im Bettbereich. Auch hier lohnt es sich einen Blick auf die Seite von Danell zu werfen. Dort finden Sie eine große Auswahl an geschirmten Lampen, Steckdosenleisten, Leitungen, und vieles mehr.

Alternativ funktionieren auch batteriebetriebene Lampen im Schlafbereich sehr gut. Idealerweise verwenden Sie darin wiederaufladbare Akkus.

Eine gute Auswahl an geschirmten Lampen finden Sie im Onlineshop von **www.anti-esmog.de**.

Den Katalog der Firma Danell finden Sie in unserem Mitgliederbereich unter **www.strahlenfrei-wohnen/mitgliederbereich**

Hinweis:

Im optionalen Video-Tutorial zeige ich Ihnen den Unterschied zwischen einer herkömmlichen Schreibtisch- oder Nachttischlampe, und einer geschirmten Lampe.

Falls Sie sich noch nicht freigeschaltet haben, finden Sie unter folgendem Link das Video-Tutorial mit über 70 Videos:

www.elektrosmog-soforthilfe.de/video-kurs

Tipp Nr. 11
Geschirmte Leitungen

Wenn Sie gerade dabei sind, ein neues Haus zu bauen, oder es zu planen, würde ich Ihnen empfehlen, hinter und unter dem Schlafbereich, geschirmte Leitungen zu verwenden.

Bei geschirmten Leitungen werden die abgehenden Feldlinien durch eine spezielle Abschirmung innerhalb der Leitung abgefangen und direkt abgeerdet. Auch hier empfehle ich Ihnen ebenfalls einen Blick auf die Seite von **www.anti-esmog.de** zu werfen.

Dadurch, dass Sie die geschirmten Leitungen nur hinter und unter den Betten verwenden, können Sie auch weiterhin biofeldformende Informationssysteme zum Ausgleich von anderen Strahlungsarten verwenden. Wenn Sie im gesamten Haus geschirmte Leitungen verwenden, schränken Sie diese Möglichkeit ein.

Bei der Verwendung von Metallständerwerk im Trockenbau, sollten Sie zusätzlich darauf achten, dass das Ständerwerk geerdet wird, da dort in der Regel auch die Leitungen durchgezogen werden, und diese so an das gesamte Ständerwerk ankoppeln. Auch sollten Sie Ihre Bett-Steckdosen nicht hinter dem Bett verbinden, sondern einzelne Zuleitungen von den Seiten legen.

Sprechen Sie am besten mit Ihrem Elektriker. Lassen Sie sich aber nicht von ihm einreden, das wäre alles Unfug!

Anleitungen zur Installation von geschirmten Leitungen finden Sie ebenfalls in unserem Mitgliederbereich unter:

www.strahlenfrei-wohnen.de/mitgliederbereich/

Tipp Nr. 12
Abschirmstoffe & -Farbe

Es gibt eine ganze Reihe an Produkten, um hochfrequente Strahlung (WLAN, Mobilfunk) effektiv abzuschirmen.

Es macht z.B. Sinn, eine Außenwand von innen mit einer Abschirm-Farbe zu streichen, wenn in der Nähe eine Mobilfunk-Sendeantenne steht, oder starke WLAN-Einstrahlung aus der Nachbarschaft eindringt.

Ebenso gibt es spezielle Vorhangstoffe, die die Einstrahlung eines Mobilfunk-Sendemastens oder des WLANs vom Nachbarn durch das Fenster fast komplett abschirmen.

Ich selbst habe z.B. unter dem Holzboden im Kinderzimmer ein spezielles HF-Gewebe, welches die Strahlung von einem Router im Stockwerk darunter bis auf ein erträgliches Minimum reduziert.

Der Vorteil von HF-Abschirmungen (gegen hochfrequente Einstrahlung durch Mobilfunk oder WLAN) ist der, dass man sie nicht erden muss.

Sehr strahlungsempfindliche Menschen können unter einem Baldachin aus HF-Abschirmstoffen schlafen und finden damit zur ersehnten Ruhe. Das macht vor allem auch für Babybetten Sinn.

Man sollte jedoch darauf achten, dass sich keine Verbraucher (Elektrogeräte) innerhalb des Baldachins befinden, da die Strahlung durch die Abschirmung auch nicht mehr heraus kann.

Niederfrequente Strahlung, also Belastungen durch Hausstrom, sprich Leitungen in den Wänden oder Verbraucher in den Neben-räumen, lassen sich ebenfalls durch spezielle Farben und Stoffe abschirmen. Diese müssen jedoch geerdet werden, und leiten die eingefangene Strahlung direkt über die Erdleitung ab.

Wichtiger Hinweis:

Geerdete Abschirmungen für Niederfrequenz (NF) sollten nur von einem geschulten Baubiologen vorgenommen, und anschließend in jedem Fall kontrolliert und nachgemessen werden, da man durch eine Erdung die Belastung selbst leicht verschlimmbessern kann, und durch die angebotene Erdung unter Umständen Felder anzieht, die sonst keine Belastung dargestellt hätten.

Sehen Sie dazu das Erklärvideo im Video-Tutorial.

Tipp:

Eine große Auswahl an Abschirm-Farben und -Stoffen finden Sie im Onlineshop von **www.anti-esmog.de**. Dort bekommen Sie auch fachkundige und ausführliche Beratung.

Tipp Nr. 13
Zweipolige Schalter

Die meisten Schalter an Schreibtisch- und Nachttischlampen schalten einpolig oder einphasig. Das bedeutet, dass nur eine der beiden Leitungen geschaltet wird. Entweder die stromführende Phase, was bedeutet, dass der Stromfluss unterbrochen wird, oder der Null-Leiter, was bedeutet, dass auf dem „Rückweg" vom Gerät geschaltet wird.

In letzterem Fall steht weiterhin die gesamte Leitung - auch bei ausgeschalteter Lampe - unter Spannung, und das Feld wird oft durch den Lampenschirm, wie durch eine Sendeantenne, in die Umgebung abgegeben.

Ob die stromführende Phase oder der Null-Leiter geschaltet wird, hängt davon ab, wie herum der Stecker eingesteckt wird. Leider kann man als Laie jedoch nicht erkennen, wie herum der Stecker gehört, damit die Spannung unterbrochen wird.

Sie benötigen dazu ein Niederfrequenz-Messgerät!

Oftmals besitzen diese Lampen auch nur zweipolige Stecker. Das heißt sie sind nicht geerdet. Das sind die flachen Stecker mit einem zweiphasigen Kabel.

Dadurch, dass die Erdung fehlt, suchen sich die abgehenden Feldlinien (Elektrosmog) einen anderen Weg zur Erde und koppeln an Gegenstände, Metalle oder Menschen an.

Dieses Problem könnte leicht gelöst werden, wenn es eine Verordnung zur Verwendung von zweipoligen Schaltern für Lampen geben würde, so wie es sie beispielsweise für Heizungsanlagen gibt. Dort muss gewährleistet sein, dass beim Abschalten keine Restspannung auf dem System bleibt. Offensichtlich ist das Problem also bekannt.

Die Lösung:

Um das einfach selbst bei sich zu Hause auszutesten, reicht ein einfaches, kleines und sehr günstiges Messgerät.

Im Gegensatz zu baubiologischen Profigeräten für mehrere Tausend Euros, sind diese günstigen Geräte zwar nicht wirklich präzise und eignen sich deshalb nicht für den professionellen Einsatz. Sie reichen aber völlig aus, um zu unterscheiden, ob die Felder stärker oder schwächer werden.

So können Sie dann einfach selbst jede Lampe in Ihrem Haus durchtesten, in dem Sie das Messgerät einfach hinter dem Schalter an das Kabel halten und schauen ob das Signal abnimmt, wenn Sie die Lampe ausschalten - oder nicht. Falls nicht, müssen Sie den Stecker umdrehen.

Zwei Geräte kann ich an dieser Stelle empfehlen:

Als erstes ein kleines Multifunktionsgerät, mit dem sich elektrische sowie magnetische Wechselfelder messen lassen, zusätzlich sämtliche Hochfrequenzfelder, hervorgerufen durch WLAN, DECT, LTE, GSM, BLUETOOTH, usw..

Das Gerät kostet nur 169,- € und ist wirklich jeden Cent wert. Es ist klein und handlich, somit können Sie es immer dabei haben, wenn Sie möchten. Unter folgendem Link können Sie es bestellen: **http://covl.io/tm-190**

Bei dem zweiten Gerät handelt es sich um ein sehr einfaches, aber auch sehr günstiges Gerät, welches völlig ausreicht, um Ihre Lampen zu testen, jedoch keine Hochfrequenz darstellen kann.

Es kostet nur 29,- € (Stand 09/2019) und Sie bekommen es über den folgenden Link: **http://covl.io/mw-3120**

Ich erkläre die Funktionsweise der beiden Geräte, und wie Sie damit Ihre Lampen testen ausführlich im Video-Tutorial.

Hinweis:

Falls Sie bisher nicht für das Video-Tutorial freigeschaltet sind, können Sie sich über den folgenden Link Ihren Zugang sichern: **http://elektrosmog-soforthilfe.de/video-kurs**

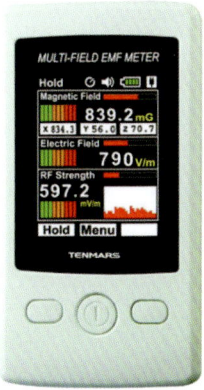

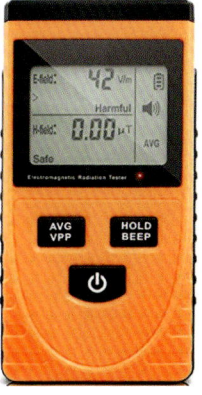

Tenmars TM-190
http://covl.io/tm-190

Perfect-Prime MW3120
http://covl.io/mw-3120

Tipp Nr. 14
Die Heizung eines Wasserbetts / einer elektrischen Heizdecke

Haben Sie ein Wasserbett oder verwenden eine elektrische Heizdecke? Dann sorgen Sie unbedingt dafür, dass diese nachts vom Strom getrennt werden.

Durch eine elektrische Heizdecke entstehen Körperspannungen von oft vielen Volt. Das gleiche kann durch die Heizung eines Wasserbetts auftreten.

Sie können das Bett abends aufheizen oder auch eine Heizdecke zum Aufwärmen verwenden. Bevor Sie jedoch einschlafen, sollten Sie die Spannung abschalten, da solche Heizelemente teilweise sehr hohe Felder aufbauen, sowohl elektrische als auch magnetische Wechselfelder.

Wenn Sie sich eines der beiden Geräte aus dem vorherigen Kapitel gekauft haben, können Sie auf Ihrem Bett testen, ob die Spannung durch den Schalter tatsächlich abgeschaltet wurde, oder ob Sie das Bett nachts besser komplett vom Strom nehmen.

Im Video-Tutorial finden Sie ebenfalls ein Video, in dem ich anhand einer Körperspannungs-Messung zeige, wie stark die Ankopplung einer Heizdecke an der Körper sein kann. Das gleiche kann natürlich auch für elektrische Heizkissen oder Betten gelten.

Tipp Nr. 15
Elektrische Gleichfelder / Elektrostatik

Synthetische Stoffe erzeugen oft eine hohe elektrostatische Aufladung. Das erlebt man häufig wenn man jemanden anfasst und man bekommt einen „gewischt", nachdem man mit Gummisohlen über einen Teppich gelaufen ist.

Durch Potentialunterschiede werden teilweise so hohe Energien freigesetzt, dass es zu kleinen Blitzen kommt. Nicht selten kann die Spannung einige tausend Volt betragen - bei jedoch recht niedrigen Ampere.

Speziell Kuscheltiere in Babybetten können im Bett für hohe statische Aufladungen sorgen - aber auch Fleecedecken, Synthetik-Bettwäsche, -Schlafanzüge oder -Vorhänge.

Kinder werden dadurch nachts unter Umständen gestresst und schlafen unruhig oder werden häufig wach.

Um gegen die statische Aufladung zu wirken, können Sie Kuscheltiere, Fleecedecken oder Vorhänge mit einer leichten Seifenlösung einsprühen. Plüschtiere sollten Sie am besten vor Gebrauch einmal waschen.

Verwenden Sie möglichst organische, anstatt synthetische Materialien. Diese wirken der statischen Aufladung entgegen.

Die Raum-Luftfeuchtigkeit sollte mindestens 50% betragen. Je höher die Luftfeuchte, desto geringer die Aufladung.

Tipp Nr. 16
Verzicht auf Induktionsöfen und Mikrowellen-Herde

Durch die induzierte Spannung eines Induktionsofens entstehen teilweise sehr hohe magnetische Wechselfelder, welche in direkter Nähe zum Unterleib den Körper erheblich belasten. Speziell bei schwangeren Frauen besteht dadurch ein erhöhtes Risiko einer Fehlgeburt oder Eileiterschwangerschaft.

Schwangere Frauen stehen mit dem Bauch/Becken und kleine Kinder direkt mit dem Kopf vor dem Kochfeld. Die Stärke der Magnetfelder, gemessen in Micro-Tesla (μT), liegt oberhalb des Kochfeldes direkt neben dem Topf oder der Pfanne bei bis zu 84 μT, seitlich und hinter dem Kochfeld bei bis zu 26 μT (Messung durch Schweizerische Eidgenossenschaft, BAG, 2016).

Im Falle einer Schwangerschaft oder einer geplanten Schwangerschaft sollten Sie auf keinen Fall an einem Induktionsofen kochen! Es empfiehlt sich am besten ein Gasherd.

Ebenfalls sollten Sie auf den Einsatz eines Mikrowellenherdes verzichten. Neben der Gefahr durch die vom Gerät ausgehenden nicht abschirmbaren Mikrowellen, werden in dem bestrahlten Essen wichtige Nährstoffe, Vitamine und Antioxidantien abgetötet.

Es gibt einen spannenden Test des Baubiologen Werner Schimmelpfennig, mit Hilfe eines Bioresonanz-Geräts, der klar aufzeigt, dass ein Mikrowellenherd aus jeder Küche verbannt werden sollte, da neben der Mikrowellen-Belastung für Mensch und Tier, so gut wie alle Nährstoffe und Mineralien zerstört werden. (Im+Puls38)

Tipp Nr. 17
Kein Drucker in Körpernähe

Viele der gängigen Tintenstrahl- und kleinen Laserdrucker, sind nicht geerdet. Das sieht man direkt daran, dass sie diese kleinen flachen zweipoligen Stecker besitzen. Dadurch bauen sie teilweise hohe elektrische Wechselfelder auf, die ungeerdet an Sie ankoppeln und Sie belasten. Zusätzlich suchen viele neuere Geräte aktiv nach verfügbaren WLAN-Netzen und funken dauerhaft.

Sorgen Sie dafür, dass der Drucker nicht in Ihrer direkten Nähe steht. Etwa zwei Meter Distanz sollten mindestens zwischen Ihnen und dem Drucker liegen. Und schalten Sie ggfls. das WLAN des Druckers ab. Für größere oder viel verwendete Laserstrahldrucker wird sogar ein separater Raum empfohlen, da durch den Druckvorgang zusätzlich eine sehr hohe Feinstaubbelastung entsteht.

Wie stark die elektrischen Wechselfelder eines Tintenstrahldruckers werden können, zeige ich im Video-Tutorial in einem kleinen Video, welches ich bei einem Kunden aufgenommen habe.

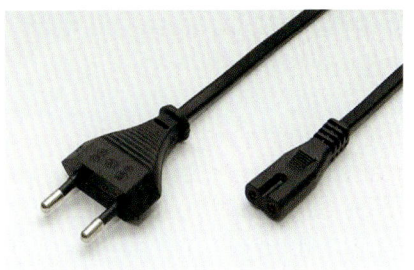
2-Poliger Stecker ohne Erdung

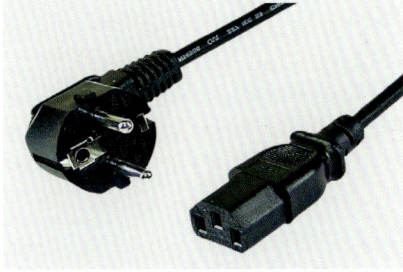
3-Poliger Stecker mit Erdung

Tipp Nr. 18

Schreibtisch erden oder geerdete Schreibtischunterlage verwenden

Besteht Ihr Schreibtisch aus Metall, hat Metallfüße oder Metallbeine? Dann sollten Sie Ihren Schreibtisch in jedem Fall erden.

Durch die Erdung werden die Feldlinien im Umfeld des Schreibtisches angezogen, so dass es für Sie entlastend wird.

Wenn Ihr Schreibtisch keine Erdungs-Schraube besitzt, können Sie ein handelsübliches Erdungskabel, entweder mit einer kleinen Klemme für die Steckdosen-Erdung, oder direkt mit einem Erdungs-Stecker, verwenden.

Den Draht des Erdungs-Kabels bringen Sie dann einfach in dauerhaften Kontakt mit einem Schreibtischbein.

Lässt sich der Schreibtisch nicht erden, hilft oft schon eine geerdete Auflage. Sie erfüllt den gleichen Zweck.

Wenn Sie Ihren Schreibtisch erden, achten Sie darauf, dass direkt hinter Ihnen keine nichtgeerdeten und ungeschirmten Geräte oder Lampen stehen, da die Erdung des Schreibtisches die Felder sonst ggf. anzieht, und Sie dann genau dazwischen sitzen.

Tipp Nr. 19
Geerdete Kabel am Laptop

Wenn Sie ein MacBook besitzen, dann haben Sie in der Regel ein zweiteiliges Netzkabel dazu bekommen. Sie können das kleine weiße Netzteil entweder mit dem Stecker direkt in die Steckdose stecken, oder dieses mit einem dreipoligen Kabel verlängern.

Im Video Tutorial zu diesem Kapitel zeige ich Ihnen in einem Messexperiment, dass es einen großen Unterschied macht, ob Sie bei einem MacBook das geerdete lange Kabel verwenden oder nicht.

Als ich das erste Mal mit meinem Messgerät ein MacBook überprüft habe, war ich zuerst schockiert. Ich hatte das MacBook direkt mit dem Netzstecker eingesteckt und konnte mit meinem Messgerät eine Belastung von mehreren hundert Voltmeter messen. Das ist sehr hoch!

Als ich dann jedoch das dreipolige Kabel angeschlossen hatte, war die Belastung gleich null. Durch das dreipolige Kabel erhält das MacBook Erdung, so dass auch mein Messgerät keine erhöhten Werte mehr anzeigte.

Das gleiche gilt auch für andere Laptops. Wenn Sie sich nicht sicher sind, ob Ihr Laptop geerdet ist oder nicht, schauen Sie einmal nach, ob der Stecker klein und flach oder rund und etwas dicker ist. Ist er flach, können Sie sicher sein, dass keine Erdung besteht. In diesem Fall empfehle ich, vorrangig im Akkubetrieb zu arbeiten und den Laptop bei Netzbetrieb z.B. nicht auf dem Schoß zu platzieren.

Tipp Nr. 20
Keine Elektrik im Bett

Jede Art von technischem Gerät, welches über den Netzstrom betrieben wird und mit einem Stecker in die Steckdose gesteckt wird, produziert technische Felder und damit Elektrosmog.

Vermeiden Sie deshalb möglichst alle technischen Geräte im Schlafzimmer! Vor allem in direkter Nähe zum Bett sollte weder ein Radiowecker, noch ein Drucker oder Computer stehen. Halten Sie mindestens 80 cm Abstand!

Wenn Ihr Bett elektrisch verstellbar ist, sollten Sie den Stromzufluss schaltbar machen, um nachts keine Belastung zu haben. Überprüfen Sie am besten auch hier mit einem Messgerät, ob die Leitung nach dem An/Aus-Schalter spannungsfrei bleibt.

Im Video-Tutorial zu diesem Kapitel zeige ich Ihnen in mehreren Videos, wie hoch solche Belastungen werden können, wie Sie diese messen und minimieren können.

In vielen Betten ist heute bereits ein Musiksystem oder eine Beleuchtung integriert. Dadurch entstehen oft hohe Belastungen, weshalb ich auch hier empfehle einen Schalter einzubauen und / oder das Bett nachts vom Strom zu trennen.

Auch sollten Sie darauf achten, keine eingesteckten Ladekabel von Handys in Ihrem Bett zu haben, denn sie bringen eine teilweise sehr hohe Spannung mit. Achten Sie auch unbedingt bei Ihren Kindern darauf.

Tipp Nr. 21
Netzabkoppler / Netzfreischalter

Ein Netzabkoppler - oder Netzfreischalter - sorgt dafür, dass sich der Strom in einem bestimmten Raum, z.B. das Schlafzimmer, automatisch abschaltet, sobald der letzte Verbraucher ausgeschaltet wird.

Dabei schaltet ein Relais den Stromkreis aus und prüft mit einer minimalen Gleichstrom-Spannung, ob Strom benötigt wird oder nicht. Sobald Sie dann z.B. eine Lampe anschalten, lässt das Relais innerhalb von Millisekunden wieder die gesamte Spannung durch und der Strom fließt. Schalten Sie die Lampe wieder aus, wird auch der Strom wieder abgeschaltet.

Netzabkoppler sind zu empfehlen bei starken elektrischen Wechselfeldern, z.B. aus Wandleitungen oder einem Stockwerk tiefer, die nicht durch Abschalten oder Ausstecken von Geräten zu beseitigen sind.

Der Nachteil eines Netzabkopplers ist, dass sie die Wirkweise eines FM Biofeldformers in oder von diesem Raum abkoppeln, denn ein FM-Biofeldformer nutzt den Stromkreis, um Informationen und Frequenzen im Haus zu verbreiten.

FM steht in dem Fall für Frequenzmodulation, und besagt, dass ausgleichende Frequenzen - wie bei einem Radiosender - auf eine Trägerwelle moduliert werden. In diesem Fall sind es die 50 Hz des Haus-Stromnetzes. Dadurch verbreiten sich Regulationsfrequenzen im gesamten Haus und sorgen für einen Ausgleich technischer Belastungen.

Tipp:

Sie können dem jedoch entgegenwirken, in dem Sie den Biofeld-former entweder im gleichen Zimmer einspeisen, so dass er über die Ringleitung im Raum wirkt, oder wenn der Raum unter dem Schlafzimmer eine aktive Deckenbeleuchtung hat. Dadurch dringen die Regulationsfrequenzen aus dem Raum darunter durch die Decke ins Schlafzimmer und sorgen auch bei aktivem Netzfrei-schalter für einen Ausgleich der Belastung.

Treten Sie dazu gerne in Kontakt mit mir. Ich berate Sie gerne!

Wichtiger Hinweis:

Ein Netzabkoppler / Netzfreischalter darf nur von einem geprüften Elektriker installiert werden!

Bei aktiven Beatmungsgeräten ist vom Einsatz eines Netzfrei-schalters abzuraten. Ebenfalls können Standby-Verbraucher wie Ladegeräte, TV, Trafos, Vorschaltgeräte oder Bewegungsmelder die Funktion von Netzfreischaltern / Netzabkopplern verhindern oder stören.

Eine ausführliche Beratung zu Netzabkopplern erhalten Sie bei www.anti-esmog.de.

Allgemein gilt:

Bevor Sie einen Netzfreischalter installieren, empfehle ich die tat-sächliche Belastung durch einen geschulten Baubiologen mit ent-sprechenden Messgeräten messen zu lassen.

Tipp Nr. 22
Keine Kabel unter dem Bett / Schaltbare Steckdosen

Unter vielen Schlafplätzen tummeln sich oft verschiedenste Netzkabel, und oft auch Mehrfachsteckdosen. Und das meistens genau genau unter dem Kopfbereich.

Dadurch entsteht ein permanenter Niederfrequenz-Elektrosmog und der Körper wird fortlaufend gestört und gestresst.

Die Folgen können Kopfschmerzen, ständiges zur Toilette müssen, Nachtschweiß, unruhiger Schlaf, Melatonin-Mangel, hormonelle Störungen, Kinderlosigkeit, Herzprobleme, uvm. sein.

Das gleiche gilt auch - wie bereits zuvor erwähnt - für Ladekabel für Handys. Ein kleines weißes Kabel eines iPhones kann locker eine Belastung von 350 V/m ins Bett holen. Das ist sehr hoch!

Im Video-Tutorial zeige ich detailliert in mehreren Video-Anleitungen, warum Sie Kabel unter dem Bett vermeiden - und auf was Sie bei der Auswahl von schaltbaren Steckdosen achten sollten.

Durch eine schaltbare Steckdose kann der Stromkreis unter dem Bett nachts abgeschaltet werden. Zweipolig schaltbare Steckdosen bekommen Sie unter anderem bei Conrad für ein paar Euros. Es gibt auch fernbedienbare schaltbare Steckdosen. Ich bevorzuge diese Variante, weil man dann ganz bequem aus dem Bett den gesamten Stromkreis unter, neben, und hinter sich per Fernbedienung abschalten kann.

Bei mir zu Hause habe ich beispielsweise den Strom in einem der Schlafzimmer durch Ausschalten der Sicherung deaktiviert und hole mir über eine fernbedienbare Steckdose im Nebenzimmer den Strom, den ich brauche. Zum Schlafen schalte ich den Strom dann mit einem Klick ab.

Wichtiger Hinweis:

Achten Sie beim Kauf darauf, dass die Steckdose zweipolig bzw. zweiphasig schaltet. Das ist sehr wichtig, weil ansonsten mit etwas Pech, der Null-Leiter geschaltet wird, und trotzdem Spannung auf den Kabeln bleibt!

Tipp:

Falls Sie einen einphasigen / einpoligen Schalter in Ihrer fernbedienbaren Steckdose haben, sollten Sie mit einem Messgerät prüfen, ob die aktive Phase geschaltet wird, oder der Null-Leiter. Dazu können Sie eines der beiden günstigen Messgeräte verwenden, die ich Ihnen ein paar Seiten zuvor empfohlen habe.

Tipp Nr. 23
Keine elektrische Fußbodenheizung verwenden

Wenn Sie sich für eine Fußbodenheizung entscheiden, dann nehmen Sie in jedem Fall eine wassergeführte - oder schalten Sie sie nachts ab. Elektrische Fußbodenheizungen erzeugen eine teilweise sehr hohe Belastung durch magnetische Wechselfelder.

Ich habe einen Fall erlebt, bei dem ich im Schlafzimmer im ersten Stockwerk eines Kunden etwa 350 NT (Nanotesla) magnetisches Wechselfeld gemessen habe. Das ist recht hoch und ungewöhnlich für ein kleines Schlafzimmer im ersten Stockwerk. Es gab dort keine Hochspannungsleitung in der Nähe, keine Bahntrasse und auch kein Erdkabel direkt am Haus.

Daraufhin habe ich im darunterliegenden Wohnzimmer gemessen, in dem gerade ein Kleinkind spielte. Dort waren es über 800 NT in Stehhöhe, und direkt auf dem Fußboden sogar über 3000 NT.

Gemäß baubiologischen Richtwerten (SBM) sollte die Belastung in Wohnräumen nicht über 50 NT liegen!

Die elektrische Fußbodenheizung im Erdgeschoss sorgte bis in das obere Stockwerk für diese starke Belastung durch magnetische Wechselfelder.

Eine solche Belastung lässt sich nicht abschirmen. Man kann sie nur durch eine Biofeldformung ausgleichen, oder den Verursacher abschalten, sofern das möglich ist, und es sich dabei nicht um eine Hochspannungs- oder Erdleitung, oder um eine angrenzende Bahntrasse handelt.

Tipp Nr. 24
Keine geerdeten Bettlaken oder Anti-Elektrosmog Matten

Es gibt auf dem Markt etliche Anti-Elektrosmog-Bettdecken oder -Matten, die unter das Bett geschoben oder als Bettlaken aufgespannt, und mit einem Erdungskabel an die Hauserdung angeschlossen werden. Der Zweck dahinter ist es, Belastungen durch niederfrequenten Elektrosmog - also Hausstrom - zu minimieren.

Das Problem dabei ist, dass zwar die von unten kommende Belastung abgeschirmt wird, durch die Erdung jedoch Felder von anderen Geräten oder Lampen provoziert werden, die im Zimmer aktiv sind. Feldlinien suchen sich immer den schnellsten Weg zur Erde.

Durch ein geerdetes Bettlaken besteht die Gefahr, dass Sie sich die Feldlinien - und damit die Belastung - direkt ins Bett ziehen und diese, durch Sie hindurch auf dem schnellsten Weg zur Erdung, in das Bettlaken fließen.

Sie werden dadurch in diesem Fall sehr belastet.

In einer meiner Untersuchungen habe ich einen solchen Fall im Extremen erlebt. Das Bett eines kleinen Mädchens stand unter einer Schräge. Im Kopfbereich des Mädchens konnte eine Belastung von über 350 V/m gemessen werden, obwohl sämtliche Lampen und Verbraucher (Geräte) ausgesteckt wurden (der baubiologische Standard beträgt 1 V/m). Lediglich ein kleines Kabel lief zu einer anderen Steckdose.

Der Vater des Mädchens erklärte mir dann, dass es sich um das Erdungskabel eines speziellen Bettlakens handelte, um Elektrosmog abzuschirmen. Ich zog den Stecker raus und sofort ist die Belastung im Kopfbereich auf einen unbedenklichen Wert von 1 V/m abgefallen.

Das Problem war, dass in der Schräge über dem Bett die Stromversorgung für die Deckenbeleuchtung verlief. Durch das Anbieten der Erdung durch ein geerdetes Bettlaken, wurden die Feldlinien durch das Bett nach unten gezogen. Und zwar genau durch das in dem Bett schlafende und ständig kranke Kind.

Wichtiger Hinweis:

Lassen Sie sich bitte nicht von Anbietern täuschen, die geerdete Bettlaken mit eingebautem Messgerät anbieten.

Dabei wird im Grunde nur das Potential am Laken gemessen, nicht aber die Belastung, der Sie dann im Schlaf ausgesetzt sind. Bei einer Körperspannungs-Messung zeigt sich dann zwar keine Belastung, bei einer potentialfreien Feldmessung über dem Körper sieht man aber, dass direkt über der schlafenden Person eine sehr hohe Belastung vorherrscht und diese dann durch die schlafende Person hindurch abgeerdet wird!

Schauen Sie sich dazu auch die Videos im Video-Tutorial an!

Tipp Nr. 25
Biofeldformende Geräte

Aufgrund der ungeheuren Vielzahl an Strahlungsquellen, denen wir ständig ausgesetzt sind, ist es quasi unmöglich, sich einzig durch Abschirmung oder Ausschalten der eigenen Geräte effektiv zu schützen. Es wird immer ein guter Schub Fremdbelastung bleiben, die wir uns auf der Arbeit, in öffentlichen Gebäuden, auf der Straße oder sonst wo, aber auch zu Hause einfangen. Und so wie es aktuell aussieht, ist fest damit zu rechnen, dass es noch deutlich heftiger wird.

Ein biofeldformendes Gerät oder Modul baut ein ausgleichendes Schwingungsfeld auf oder stellt dem Körper ausgleichende Frequenzen zur Verfügung. Es ist vergleichbar mit einer Bioresonanz-Therapie, bei der es im Grunde um Ausgleich von Polaritätsdifferenzen geht.

Die Frequenzen, die bei Belastungen durch die verschiedenen Arten von Elektrosmog immer wieder als gestört gemessen wurden, werden bei einer funktionierenden Biofeldformung meist bereits nach ein paar Wochen im Körper als störfrei getestet. Dabei verbessert sich oft auch der Schlaf, das Wohlbefinden, die Gesundheit und die körperliche Fitness.

Bei biofeldformenden Geräten unterscheiden wir zwischen Geräten mit einem Dipol-Antennen-System, wie es die Firma Rayonex mit dem Duplex und den verschiedenen Rayonatoren anbietet (das Antennensystem generiert die Frequenzen und verteilt diese in einem begrenzten Wirkradius im Raum) und den FM-Biofeldformern von Biogeta.

Letztere arbeiten im Grunde wie ein Radiosender (deshalb FM für Frequenzmodulation) und nutzen die 50Hz des Hausstroms als Transportfrequenz für das ausgleichende Frequenzpaket. Der Vorteil gegenüber den Duplex Geräten ist neben dem günstigeren Preis, vor allem der weitere Wirkradius und die breitbandigere Harmonisierung.

Ist z.B. ein FM Biofeldformer-Home zu Hause aktiv, werden Belastungen, die man sich außer Haus einfängt, direkt reguliert (quasi therapiert), sobald man in das häusliche Schwingungsfeld eintritt. Und zwar sowohl Belastungen durch Elektrosmog und Hochfrequenz-Strahlung, als auch geopathische Störzonen im Haus (Wasseradern, Verwerfungen und die Gittersysteme).

Mit einem BIOGETA® Phone Chipsatz, lassen sich zusätzlich direkt, während des Telefonierens, die schädlichen Frequenzen von Smartphones ausgleichen, so dass man länger entspannt telefonieren kann, ohne jedoch in den Frequenzen belastet zu werden. Ein Biofeldformer-Car Modul erfüllt diese Funktion im Auto, und ein Biofeldformer-ToGo im Büro, im Hotel und auf Reisen.

Wie genau ein biofeldformendes Modul funktioniert, erkläre ich Ihnen ausführlicher im Video-Tutorial zu diesem Kapitel.

Haben Sie Interesse an weiterführenden Informationen zu den BIOGETA® FM Biofeldformern? Dann melden Sie sich zu unserem kostenfreien Webinar an und erfahren Sie mehr.

Hier anmelden:
www.biogeta.de/webinar

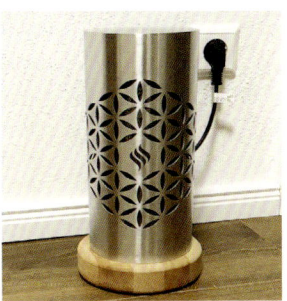

BIOGETA® FM Biofeldformer

Abschließend:

Wenn Sie die Möglichkeit haben, sollten Sie schon im Vorfeld, also vor dem Kauf oder Bau eines Hauses, oder der Wahl einer neuen Wohnung, überprüfen, ob in der Nähe des Hauses ein Mobilfunk-Sendemast steht. Fragen Sie auch aktiv nach, denn manchmal sind auch in Kirchen oder Schulen Sendeanlagen installiert und nicht sichtbar.

Kürzlich hatte ich genau so einen Fall, wo ein sehr starker Sender in einem Kirchturm versteckt war, und die gesamte Nachbarschaft belastet hat. Eine Aufnahme davon finden Sie im Bonus-Teil des Video Tutorials.

Überprüfen Sie, ob eine starke Erd-, oder Hochspannungsleitung oder eine Bahntrasse dicht an Ihrem neuen Zuhause verläuft, durch die magnetische Wechselfelder erzeugt werden können.

Das können Sie mit einem der beiden Geräte ausmessen, die ich Ihnen weiter oben empfohlen habe.

Ebenfalls sollten Sie sicherstellen, dass keine elektrische Fußbodenheizung, LTE Repeater oder impulsmodulierte Smart Meter installiert wurden. Falls Smart Meter verbaut sind, fragen Sie, ob diese permanent funken, oder nur einmal im Monat zum Ablesen.

Für den Bereich der Geopathie und zur Bewertung der tatsächlichen Belastung durch technische Felder oder Schadstoffe, wäre die Untersuchung eines Baubiologen im Vorfeld zu empfehlen.

Schreiben Sie mir dazu gerne eine Mail oder rufen an, und wir schauen, ob wir einen Baubiologen in Ihrer Nähe finden, der Sie unterstützt und die nötigen Messungen vornimmt.

Haben Sie erst im Nachhinein eine externe Belastung bemerkt oder ist sie kürzlich hinzugekommen, können Sie oft nur versuchen die eingehende Bestrahlung abzuschirmen und / oder den Körper aktiv mit einer Biofeldformung ausgleichen.

Noch ein wichtiger Hinweis:

Wahrscheinlich ist Ihnen nach dem Lesen dieses Ratgebers bewusst geworden, dass Sie sich in vielen der genannten Punkte, ungewollt Belastungen ausgesetzt haben. Das Gleiche betrifft dann wohl auch Ihre Liebsten. Machen Sie sich bitte keine Vorwürfe, dass Sie hätten etwas anders tun sollen, oder Gedanken wie „Was wäre gewesen, wenn ich im Vorfeld darauf geachtet hätte?"

Leider wird weder in der Öffentlichkeit, noch in den Medien oder in der Schule auf das Gefährdungspotential technischer Felder ausreichend hingewiesen. Es ist also nicht Ihre Schuld!

Vielmehr zeigt es ja, dass Sie sich aktiv mit dem Thema auseinandersetzen. Denn sonst würden Sie diese Zeilen jetzt gerade wohl nicht lesen.

Schauen Sie also nicht zurück, sondern nach vorne, und verbessern die Lebensqualität, den Schlaf und damit die Gesundheit von sich und Ihrer Familie JETZT, in dem Sie Schritt für Schritt das gerade Gelernte umsetzen.

Speziell Kinder haben eine unglaublich hohe Regenerations-Kraft, wenn sie nicht durch äußere Einflüsse dabei gestört werden. Ich habe schon oft in meiner Arbeit erlebt, dass sich die Gesundheit eines Kindes innerhalb von wenigen Wochen, nach Beseitigung einer Störung, um 180 Grad gedreht hat.

In einem meiner Fälle hatte eine Kinderärztin den Eltern eines 1,5-jährigen Mädchens geraten, sich darauf einzustellen, dass die Kleine ihr ganzes Leben lang krank sein, und gegen viele Nahrungsmittel mit Unverträglichkeiten reagieren würde - und man nichts dagegen tun könne, da das Mädchen angeblich einen angeborenen Immundefekt hätte.

Die Kleine schlief jedoch auf einer starken geopathischen Störzone und ihr Bettchen stand an einer Wand, in der ein ungeschirmtes Kabel in Kopfhöhe verlief!

Nach Veränderung des Schlafplatzes und Installation eines Biofeldformers, dauerte es nur wenige Wochen, bis sämtliche Unverträglichlichkeiten verschwunden waren, und sie auch nicht mehr ständig kränkelte. Das Ganze ist nun über zwei Jahre her, und das Mädchen ist topfit, selten krank und kann alles essen.

Es ist also nie zu spät, Dinge zu ändern.
Der richtige Zeitpunkt ist genau JETZT!

In diesem Sinne wünsche ich Ihnen eine gute und nachhaltige Gesundheit.

Ihr Sebastian Krüger

Vielen Dank!

Es freut mich sehr, dass Sie dieses Buch bis zum Ende gelesen haben. Es zeigt, dass Sie das Thema ernst nehmen, und damit haben Sie den ersten wichtigen Schritt in Richtung mehr Gesundheit gemacht. Jetzt geht es ans Umsetzen!

Es gibt eine weitere Studie, die besagt, dass man alles, was man nicht innerhalb von 72 Stunden beginnt, nachdem man davon erfahren, oder es sich vorgenommen hat, mit hoher Wahrscheinlichkeit gar nicht macht. Also los, auf geht´s!

Haben Sie Fragen, brauchen Sie Hilfe?

Wenn Sie Hilfe bei der Umsetzung benötigen oder technische Fragen haben, rufen Sie uns gerne an oder schreiben eine Mail.

Unser Support meldet sich innerhalb von wenigen Stunden bei Ihnen und bei Bedarf können wir gerne einen persönlichen Termin für eine Hausanalyse mit einem unserer erfahrenen Baubiologen oder Standortberater vereinbaren.

Telefon: +49(0)2983 8929970
E-Mail: mail@strahlenfrei-wohnen.de

Viele weitere Infos zum Thema strahlenfreies Wohnen finden Sie unter: **https://strahlenfrei-wohnen.de**. Melden Sie sich dort am besten direkt für meinen Themen-Newsletter an und Sie erhalten regelmäßig spannende Artikel und Video-Beiträge zum Thema.

Anhang

Was ist Bioresonanz?

An dieser Stelle möchte ich kurz erklären, was der Begriff Bioresonanz bedeutet und warum er für meine Arbeit sehr wichtig ist.

Um Bioresonanz besser zu verstehen, lässt sich dies gut an einem einfachen Beispiel erklären:

Wenn wir z.B. raus in die Sonne gehen, starten in unserem Körper bestimmte Regulationsprozesse. Das ist zum Beispiel eine erhöhte Pigmentierung der Haut, welche wir als Bräune erfahren, oder die Produktion von Vitamin D. Im konkreten Fall der Sonne, sorgt der ultraviolette Anteil im Sonnenlicht für die Aktivierung dieser Prozesse.

Die für diesen Prozess zuständige Frequenz bewegt sich im Terrahertz-Bereich und steht dem Körper im Idealfall in einem ausgeglichenen Polaritätsverhältnis zur Verfügung.

Wenn bei einer Person ein Defizit an Vitamin D vorliegt, lässt sich das mit Hilfe eines Bioresonanzgerätes in Form einer Polaritätsverschiebung in der entsprechenden Frequenz feststellen. In der Regel sogar weit bevor es zu sichtbaren Symptomen auf der körperlichen Ebene kommt. Genau so verhält es sich mit jedem anderen Vorgang im menschlichen Körper.

Durch spezifische Frequenzen werden ganz bestimmte Regulationsprozesse im Körper gestartet.

Jeder Prozess, jedes Organ, jede Krankheit, aber auch jede Störung schwingt in einer ganz spezifischen messbaren - und weitgehend bekannten Frequenz. Und immer geht es um ein ausgeglichenes Verhältnis der Polaritäten.

Um es einfach auszudrücken:

Die Bioresonanz-Therapie ist die Suche und Gabe einer bestimmten Frequenz mit dem Ziel eine Eigenregulation im Körper zu bewirken. (Prof. Dietmar Heimes / Rayonex)

Ein Beispiel:

Wenn jemand z.B. ein Problem mit der Haut hat, werden im Rahmen einer Bioresonanz-Analyse sämtliche "Systemkomponenten" des Körpers auf eine energetische Disbalance in Form einer Polaritätsverschiebung in bestimmten Frequenzen untersucht.

Dabei kann sich dann z.B. herausstellen, dass ursächlich die Niere nicht richtig „schwingt" und demnach nicht richtig arbeitet. In Polaritäten ausgedrückt, hat sie wahrscheinlich zu wenig „Plus" Polarität und damit zu viel „Minus".

In der Therapie würde man dem Körper nun das Spektrum der Niere in beiden Polaritäten zur Verfügung stellen, so dass dieser den fehlenden Anteil integrieren kann, der Regulationsprozess der Niere startet, und diese wieder richtig arbeitet.

Es geht immer um Ausgleich!

Die Probleme der Haut (die ja auch ein Ausscheidungsorgan ist) würden dann ggfls. automatisch verschwinden. Sie sehen also, dass dies ein eher ursächlicher Ansatz ist, bei dem es nicht darum geht, lediglich äußere Symptome zu beseitigen. Ebenfalls ist die Bioresonanz eine sehr sanfte Therapiemethode, denn dem Körper wird nichts aufgezwungen, sondern lediglich zur Verfügung gestellt. Aufgrund des Resonanz-Prinzips, nimmt er sich nur das, was er benötigt.

Der ursächliche Ansatz der Bioresonanz ist es, der dieses Verfahren auch so wertvoll für die Baubiologie macht.

Kommt jemand beispielsweise mit oben genannter Hautproblematik in die Praxis eines Bioresonanz-Therapeuten, werden zu allererst ursächliche Parameter überprüft, die einen Therapieerfolg - ganz gleich welcher Art - behindern können und den Körper immer wieder schwächen.

Das sind z.B. Störungen der Darmflora, ein unausgewogenes Säure/Basen-Verhältnis, Belastungen durch Schadstoffe, Schwermetalle oder Schimmelpilze. Infektionen durch Bakterien, Parasiten oder Viren. Oder aber Belastungen durch Elektrosmog, Hochfrequenzfelder oder geopathische Störzonen, wie Wasseradern, Verwerfungen und Globalgitter.

Ich persönlich bin ein überzeugter Anwender und großer Fan der Bioresonanz nach Paul Schmidt. Mit diesem System ist es möglich, feinste Belastungen im Körper bis auf zellulärer Ebene aufzuzeigen. Sogar der PH-Wert des Blutes lässt sich damit oftmals präziser ermitteln, als durch den Standard Urin-Test mit Lackmuspapier, denn es ist unabhängig davon, was Sie z.B. gerade gegessen haben. So kann ich z.B. mithilfe eines Rayocomp PS10 oder PS1000 der Firma Rayonex, feststellen, ob jemand eine Belastung durch WLAN, LTE, DECT (Schnurlostelefone) oder Bluetooth hat. Oder eine Belastung durch eine Wasserader oder einen Kreuzungsgitter-Punkt. Das ist so präzise möglich, weil sich die einzelnen Frequenz-Spektren der verschiedenen „Störer", in ihrem

Aufbau unterscheiden. Jedes dieser Spektren ist vergleichbar mit einem Fingerabdruck. Es sind Unikate, und somit differenzierbar. Eine Störung zeigt sich dann - im Rahmen der Testung - als eine Polaritätsverschiebung in den entsprechenden Frequenzen.

Ebenfalls ist es möglich, mit Hilfe eines Bioresonanz-Gerätes, den Mythos „Erdstrahlung" zu entmystifizieren. So kann man damit präzise und rekonstruierbar Wasseradern, Verwerfungen und die Erdgittersysteme lokalisieren, ohne mit einer Wünschelrute „vermuten" zu müssen. Man kann es damit reproduzierbar messen.

Wenn ich bei einem Patienten bei der Anamnese Testung in der Praxis - oder bei einem Kunden zu Hause, zu Beginn einer baubiologischen Hausuntersuchung - eine Störung durch eine geopathische Zone feststelle, finde ich diese Störung mit fast 100%iger Trefferquote später unter seinem Schlaf- oder Arbeitsplatz. Meist kann ich nach Untersuchung des Schlafplatzes von Paaren genau sagen, wer auf welcher Seite schläft, oder wer sein Bluetooth dauerhaft aktiv hat. Es deckt sich überwiegend mit den zuvor getesteten Belastungen im Energiefeld der Personen.

Das wirklich Schöne an den Rayocomp Geräten ist, dass sie sich nicht nur hervorragend für die Analyse und Therapie von Menschen und Tieren einsetzen lassen, sondern wie bereits erwähnt, mit einem kleinen Hack auch ein empirisch nachweisliches Verfahren zum tatsächlichen Messen von Erdstrahlen ermöglichen. Es ist das einzige mir bekannte reproduzierbare Messverfahren ohne die aktiv-mentale Verwendung von Wünschelrute oder Pendel. Dabei werden im Grunde die spezifischen Frequenz-Spektren miteinander verglichen. Und das Schöne dabei ist, dass das gleiche Ergebnis, zu jeder Zeit von einem anderen Anwender mit den gleichen Geräten reproduziert werden kann.

Weitere Infos dazu finden Sie unter: www.strahlenfrei-wohnen.de

Notizen:

Notizen:

Notizen:

Notizen:

Notizen: